Vaishnavi R. Nair
T. Selvakumar

# Reconstrução de defeitos ósseos maxilofaciais com dispositivos Cad-Cam

Vaishnavi R. Nair
T. Selvakumar

# Reconstrução de defeitos ósseos maxilofaciais com dispositivos Cad-Cam

ScienciaScripts

**Imprint**

Any brand names and product names mentioned in this book are subject to trademark, brand or patent protection and are trademarks or registered trademarks of their respective holders. The use of brand names, product names, common names, trade names, product descriptions etc. even without a particular marking in this work is in no way to be construed to mean that such names may be regarded as unrestricted in respect of trademark and brand protection legislation and could thus be used by anyone.

Cover image: www.ingimage.com

This book is a translation from the original published under ISBN 978-620-6-78256-8.

Publisher:
Sciencia Scripts
is a trademark of
Dodo Books Indian Ocean Ltd. and OmniScriptum S.R.L publishing group

120 High Road, East Finchley, London, N2 9ED, United Kingdom
Str. Armeneasca 28/1, office 1, Chisinau MD-2012, Republic of Moldova, Europe
Printed at: see last page
**ISBN: 978-620-6-51776-4**

# Índice


INTRODUÇÃO..................................................................................................2

DISCUSSÃO....................................................................................................4

CONCLUSÃO.................................................................................................90

RESUMO.......................................................................................................91

BIBLIOGRAFIA.............................................................................................93

# INTRODUÇÃO

Os defeitos craniofaciais são deformidades das regiões do crânio causadas por anomalias congénitas, traumatismos, tumores e outras doenças. Os defeitos graves da maxilectomia ou da mandibulectomia comprometem frequentemente a estética e a função do esqueleto craniofacial e requerem cirurgia correctiva e reconstrução.

Nos últimos anos, a cirurgia virtualmente planeada tem sido progressivamente utilizada na reconstrução de defeitos de maxilectomia e mandibulectomia tão grandes. O conceito de cirurgia assistida por computador utiliza a simulação cirúrgica e o desenho tridimensional (3-D) assistido por computador/fabricação assistida por computador (CAD/CAM), originalmente introduzido para fins de precisão e para diminuir a morbilidade, utiliza ferramentas como guias de corte em vez de depender exclusivamente da aproximação manual intra-operatória para a reconstrução facial. O planeamento cirúrgico CAD/CAM ajuda a criar e fabricar dispositivos cirúrgicos personalizados para procedimentos como transferências de retalhos livres de osso vascularizado ou como guias cirúrgicos para ressecar os defeitos do esqueleto craniomaxilofacial. A vantagem da cirurgia virtualmente planeada em relação à cirurgia convencional é, indiscutivelmente, um menor desvio entre os pontos de referência ósseos reconstruídos e os naturais, a reconstrução do defeito craniomaxilofacial com um planeamento pré-operatório mais preciso, implantes precisos específicos do doente (PSI) e tempos de operação mais curtos. Por um lado, a reconstrução craniofacial microcirúrgica com recurso a técnicas assistidas por computador, como a colheita de retalhos de fíbula, produziu tempos de isquemia significativamente mais curtos, mesmo com um maior número de osteotomias, em comparação com as técnicas convencionais.

Por outro lado, a poupança de tempo deve ser considerada à luz do tempo suplementar necessário para a sessão de modelação virtual pré-operatória. Assim, se a poupança de tempo fosse suficiente para recuperar o custo adicional da técnica CAD/CAM, o tempo operatório global não deveria ser diferente do da técnica convencional. No entanto, não existem diferenças entre as técnicas no que diz respeito aos resultados perioperatórios e a longo prazo, à duração do internamento hospitalar, à infeção do local recetor, à perda parcial e total do retalho, ou à taxa de revisões do tecido mole e do tecido ósseo.

# DISCUSSÃO

Nos últimos anos, a cirurgia virtualmente planeada tem sido cada vez mais utilizada na reconstrução da região craniomaxilofacial. O objetivo de qualquer reconstrução maxilofacial é restabelecer a forma facial, a função, a reabilitação completa da oclusão e da articulação e a qualidade de vida do paciente.

Os defeitos ósseos maxilofaciais mais comuns são causados por ressecções ósseas, seguidas de traumatismos, fendas, queimaduras ou patologias, cuja reconstrução tem sido observada ao longo da história. Historicamente, os cirurgiões têm achado necessário reconstruir partes maxilofaciais ausentes ou defeituosas - por exemplo, olhos, orelhas, nariz, maxila, mandíbula e dentes - com substitutos artificiais. A reconstrução de defeitos ósseos maxilofaciais extensos continua a ser um desafio cirúrgico, cujo principal fator limitante é a dimensão do defeito e o efeito da radioterapia (em caso de tratamento do cancro) no fornecimento de sangue aos tecidos circundantes [1]. Sykoff foi o primeiro a tentar a reconstrução cirúrgica maxilofacial, infelizmente apenas forneceu orientações objectivas limitadas para o tratamento [2]. As técnicas cirúrgicas para a reconstrução facial utilizadas foram sempre baseadas em bases regionais, históricas e individuais, em vez de serem evoluídas e baseadas em evidências. Além disso, os investigadores não chegaram a acordo sobre medidas de resultados claras para estudos comparativos [2].

Vários defeitos ósseos da região maxilofacial são descritos utilizando sistemas de classificação internacionais que ajudam a padronizar o protocolo de tratamento. As classificações convencionais e actuais são conferidas nos capítulos seguintes.

A utilização da cirurgia assistida por computador continua a ter impacto em todas as áreas da cirurgia, com a cirurgia maxilofacial a avançar significativamente com os recentes avanços tecnológicos. A capacidade de visualizar tridimensionalmente um tumor na sua totalidade, e a sua influência na anatomia adjacente, permite ao cirurgião determinar não só a viabilidade da ressecção, mas também planear simultaneamente a reconstrução do defeito adquirido. A capacidade de planear minuciosamente a ressecção e a reconstrução elimina o "inesperado" da cirurgia. Isto é extremamente benéfico para o doente, uma vez que o cirurgião conhecerá as áreas de potencial dificuldade e antecipará esses períodos durante a cirurgia, diminuindo assim o tempo cirúrgico global. Nos casos em que está planeada a transferência microvascular, a visualização tridimensional dos vasos receptores oferece uma vantagem extrema, particularmente nos casos de pescoços previamente operados. O conhecimento dos vasos receptores prováveis permite a seleção adequada do retalho com o melhor diâmetro e comprimento de vaso para corresponder ao defeito. Ao utilizar a cirurgia assistida por computador e as tomografias computorizadas 3D, o cirurgião está em posição de planear com maior precisão a ressecção cirúrgica e a reconstrução, minimizando assim o tempo de operação. As informações das imagens são frequentemente carregadas em vários programas de software e, utilizando modelos estereolitográficos, o planeamento preciso das osteotomias pode ser transferido do modelo pré-cirúrgico para a sala de operações [13]. A redução do tempo de operação é um benefício tangível para o paciente. Foi demonstrado que o tempo de anestesia prolongado é um fator de previsão de complicações perioperatórias em doentes da cabeça e pescoço [14]. A otimização do componente reconstrutivo permite não só um melhor resultado funcional, mas também uma melhor estética. A combinação de imagens 3D e cirurgia assistida por computador continua a ter um impacto positivo na cirurgia maxilofacial através de inovações cirúrgicas.

# MAXILLA

## INTRODUÇÃO

Se existe uma área na cabeça e no pescoço onde as nossas técnicas de reconstrução são deficientes, é na reconstrução do defeito maxilar. A maxila é um osso único de seis lados, em forma de tetraedro, que suporta o conteúdo orbital acima, forma o céu da boca abaixo e, por último, a parede lateral da cavidade nasal medialmente. Além disso, contém o antro maxilar, que desempenha um papel importante na fisiologia normal das vias respiratórias superiores. É coberto superficialmente por pele, superiormente pelo músculo orbicularis oculi e pelas pálpebras, e por mucosa noutras partes. Serve de origem para a maioria dos músculos faciais miméticos. Esta diversidade de componentes estruturais reflecte-se na etiologia dos tumores que afectam a maxila. Estes têm origem nos seios paranasais, no palato, na mucosa nasal, no conteúdo orbital, na pele sobrejacente ou na mucosa intra-oral. Enquanto a maioria dos tumores malignos que afectam a mandíbula são CEC, a histopatologia dos tumores que afectam a maxila é heterogénea e inclui também osteossarcoma, melanoma, carcinoma basocelular, carcinoma mucoepidermóide, leiomiossarcoma, papiloma invertido, adenocarcinoma papilar, condrossarcoma, carcinoma adenoide cístico, carcinoma exócrino e histiocitoma fibroso maligno [15] As neoplasias malignas que surgem no seio maxilar podem estar numa fase avançada no momento da deteção. Uma vez que a maxila é menos frequentemente afetada por cancro do que a mandíbula, a sua reconstrução tem levado mais tempo a ser precisa e perfeita.

As técnicas utilizadas para a reconstrução do defeito maxilar ainda não atingiram a sofisticação da reconstrução mandibular de última geração e ainda estão a evoluir. Em muitos casos, estamos, de facto, a preencher uma lacuna. Embora a modalidade de reconstrução dependa obviamente do defeito, os defeitos de maxilectomia continuam a ser difíceis de classificar e surgiram várias classificações, impulsionadas em grande parte pela necessidade de os protésicos moldarem obturadores para a reabilitação e definirem os resultados quando o palato está envolvido [16]. A ênfase na reconstrução protética no desenvolvimento de um sistema de classificação é um indicador de que a reconstrução autógena destes defeitos tem sido retardada, em parte devido à perceção original de que o local ablativo não deve ser coberto de modo a permitir a vigilância da recorrência da doença [21]. Mais recentemente, foi desenvolvida uma classificação por Cordeiro et al. que identifica os requisitos da reconstrução óssea [15]. Isto serve como uma base útil para a reconstrução, mas o cirurgião reconstrutivo oncológico deve então ter em consideração os tecidos adjacentes que são afectados (cobertura externa, revestimento, estruturas especializadas como o olho ou o nariz ou a musculatura facial). Foram desenvolvidos outros sistemas de classificação que têm em conta a extensão da ressecção horizontal e vertical [22] , mas estes são mais complexos e menos susceptíveis de serem utilizados de forma rotineira. Várias classificações para os defeitos da maxilectomia são discutidas a seguir.

## DEFEITOS DE MAXILECTOMIA: CLASSIFICAÇÕES

### CLASSIFICAÇÃO DE ARMANY PARA DEFEITOS DE MAXILLECTOMIA:

Armany apresentou um sistema de classificação para defeitos de maxilectomia em 1987 [23]. Ele dividiu esses defeitos em 6 categorias, com base na relação do defeito com os dentes pilares:

**Classe I**: A ressecção é efectuada na linha média anterior do maxilar, com dentes pilares presentes num dos lados da arcada

**classe ii**: o defeito neste grupo é unilateral, retendo os dentes anteriores do lado contralateral.

**classe iii**: O defeito palatal ocorre na porção central do palato duro e pode envolver parte do palato mole.

**Classe IV**: O defeito atravessa a linha média e envolve ambos os lados da maxila, com dentes pilares presentes num dos lados.

**Classe V**: O defeito cirúrgico é bilateral e situa-se posteriormente aos dentes pilares. Pode ser necessária uma estabilização labial.

**Classe VI**: Defeito maxilar anterior com dentes pilares com dentes pilares presentes bilateralmente no segmento posterior

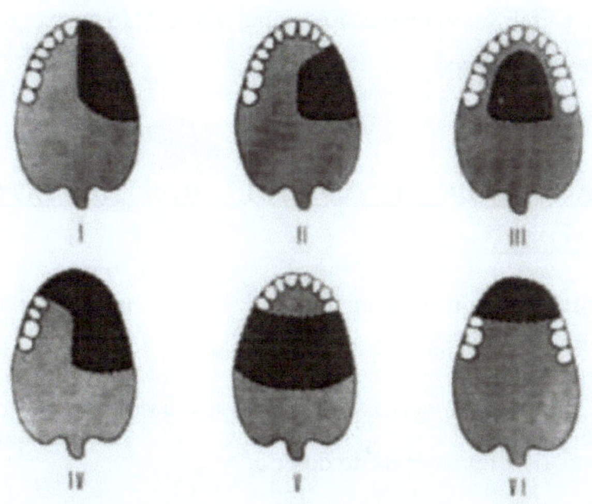

Figure 1: Aramany classification system for Maxillectomy defects. (Source: J Prosthet Dent. 1978; 40: 554-557).

## <u>CLASSIFICAÇÃO ESPIROGRÁFICA DOS DEFEITOS MAXILARES:</u>

Spiro et al. analisaram 403 maxilectomias realizadas entre 1984 e 1993 para carcinoma maxilar [24] e sugeriram o seguinte sistema de classificação:

**Maxilectomia limitada**: O termo "limitada" foi aplicado a qualquer maxilectomia em que uma parede do antro maxilar foi removida.

**Maxillectomia subtotal**: Maxilectomia em que pelo menos duas paredes (incluindo a parede palatina) foram removidas.

**Maxillectomia total**: Ressecção completa da maxila.

Embora esta classificação seja simples e fácil de utilizar, é incompleta na sua descrição dos defeitos maxilares [25]

Não descreve se a parte dento-alveolar da maxila, o conteúdo orbital, o palato mole ou a pele facial foram ressecados ou mantidos. Não orienta o cirurgião na reconstrução do defeito.


## CLASSIFICAÇÃO DE LIVERPOOL DOS DEFEITOS DE MAXILLECTOMIA:

Brown et al, em 2000, apresentaram dados de 45 pacientes, que tinham sido submetidos a Maxillectomia de 1989 a 1997 [26]

Classificaram os defeitos cirúrgicos separadamente de acordo com as dimensões verticais e horizontais do defeito.

### (a) COMPONENTE VERTICAL

**Classe I:** Maxillectomia sem fístula oro-antral: Remoção do osso alveolar que não resulta numa fístula oro-nasal ou oro-antral. A ressecção do seio etmoidal, do seio frontal e/ou da parede lateral do nariz também pode ser incluída nesta classificação.

**Classe II:** Maxilectomia baixa: Esta ressecção envolve o alvéolo e a parede antral, o que inevitavelmente causaria fístulas oro-nasais ou oro-antrais. O pavimento ou bordo da órbita permanece intacto.

**Classe III:** Maxilectomia alta: Nesta categoria, o pavimento da órbita, com ou sem tecido peri-orbitário, é ressecado juntamente com o resto da maxila. Pode também incluir a ressecção da base do crânio.

**Classe IV:** Maxillectomia radical: Maxilectomia com exenteração orbital com ou sem ressecção da base anterior do crânio.

### (b) <u>COMPONENTE HORIZONTAL</u>

a. A ressecção envolve o alvéolo maxilar unilateral e o palato duro, poupando o lado contra-lateral e o septo nasal.

b. A maxila contralateral é parcialmente ressecada com a maxila ipsilateral.

c. A maxila alveolar e o palato duro são completamente ressecados bilateralmente.

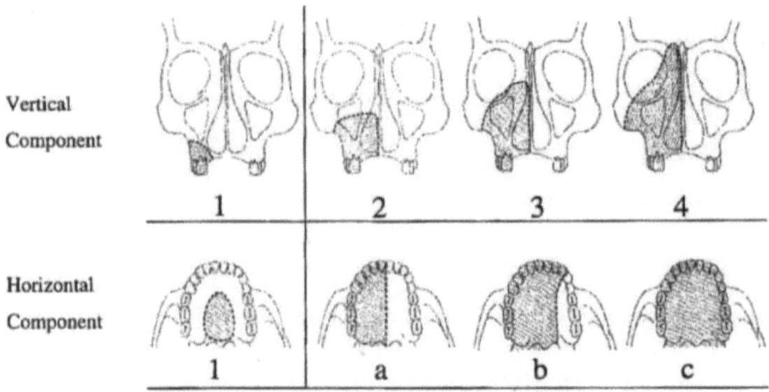


Figure 2: Liverpool classification of Maxillary defects (Source: Head Neck. 2000 Jan; 22(1):17-26)

## CLASSIFICAÇÃO DE CORDEIRO DOS DEFEITOS MAXILARES:

Cordeiro et al revisaram 58 pacientes que haviam sido submetidos a maxilectomias de graus variados. Estes defeitos foram reconstruídos com uma grande variedade de retalhos. O seu objetivo era classificar a maxilectomia de uma forma racional e também fornecer um algoritmo para a reconstrução destes defeitos.

A sua classificação foi a seguinte:

**Tipo I (maxillectomia limitada):** Uma ou duas paredes da maxila são ressecadas com a preservação do palato.

**Tipo II (maxillectomia subtotal):** 5 das 6 paredes da Maxila são removidas, preservando o assoalho orbital.

**Tipo III (maxillectomia total):** Ressecção de todas as seis paredes do maxilar.

III a: Maxillectomia total com conteúdo orbital preservado

III b: Maxillectomia total com exenteração orbital.

**Tipo IV (Orbito-maxillectomia):** Exenteração orbital com ressecção das 5 paredes superiores da maxila, preservando o palato

**<u>ALGORITMO DE RECONSTRUÇÃO</u> :**

**Defeito de tipo I:** O palato é preservado, por definição, nestes defeitos. A reconstrução com osso livre não vascularizado pode ser necessária para substituir o osso em áreas críticas, como a borda orbital ou o assoalho anterior da órbita. O defeito pode ser ainda mais obliterado com RFFF.

**Defeito de tipo II**: O RFFF pode ser utilizado para reconstruir o palato em falta. Um RFFF ósseo-facio-cutâneo pode ser utilizado para reconstruir a maxila anterior, o que proporcionaria um bom suporte para o lábio.

**Defeito tipo III**: Nestes defeitos, pode ser utilizado osso livre não vascularizado para reconstruir o pavimento orbital, enquanto o defeito remanescente pode ser obliterado utilizando o retalho temporal ou o retalho rectus abdominus. Cordeiro et al recomendaram que o enxerto ósseo deve ser colocado em "sanduíche" no retalho

**Defeito tipo III b**: Trata-se de um defeito de grandes dimensões em que Cordeiro recomendou a utilização de um retalho do músculo reto abdominal com pás de pele que pode ser utilizado para reconstruir o palato, a parede nasal ou a pele facial

**Defeito de tipo IV**: Este é um defeito grande que tem a vantagem de ter o palato intacto. Nestes casos, é utilizado um retalho de grande volume, como o Rectus Abdominus, com ou sem retalho de pele, para reconstruir o defeito.

Embora esta classificação seja simples de utilizar e contenha uma terminologia fácil, não aborda, na sua simplicidade, os defeitos que são compostos no seu conteúdo. Por exemplo, se a base do crânio, a pele facial ou o músculo adjacente forem removidos, não são mencionados nesta classificação. No entanto, esta classificação fornece uma orientação para a reconstrução com retalho nestes defeitos. Não menciona a reabilitação através de obturadores.

## CLASSIFICAÇÃO DE OKAY DOS DEFEITOS MAXILARES:

Em 2001, Okay et al classificaram os defeitos palato-maxilares em 3 classes principais e 2 subclasses [27]

O objetivo desta classificação orientada para os defeitos era organizar e definir a natureza complexa do processo de tomada de decisões de restauração.

A classificação é a seguinte:

**Classe I a:** Defeitos que envolvem o palato duro mas não o alvéolo dentário

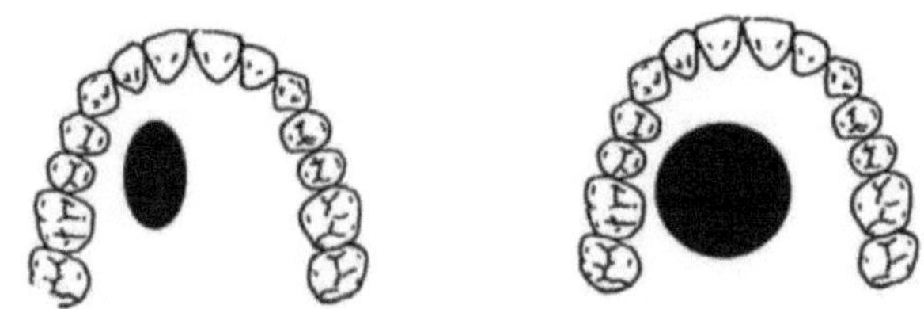

Figure 5: Okay classification type Ia. (Source: J Prosthet Dent.2001 Oct; 86:352-63)

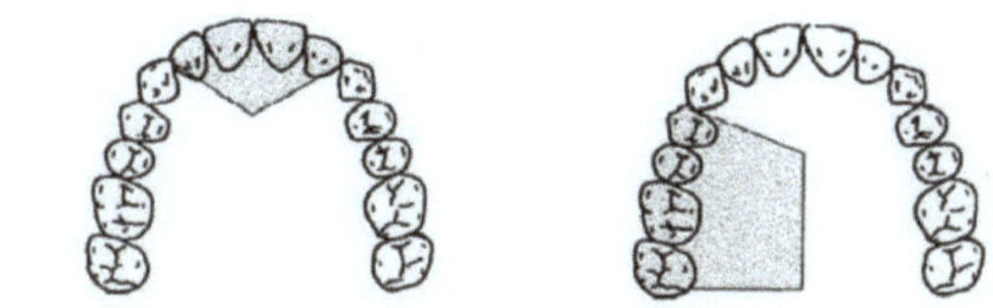

Figure 6: Okay classification type Ib. (Source: J Prosthet Dent.2001 Oct; 86:352-63)

**Classe II**: Defeitos que envolvem qualquer porção do alvéolo maxilar portador de dente, mas incluem apenas 1 canino. A margem anterior desses defeitos está dentro da pré-maxila. Também foram incluídos neste grupo os defeitos de palatectomia transversal anterior que envolviam menos de metade da superfície palatina

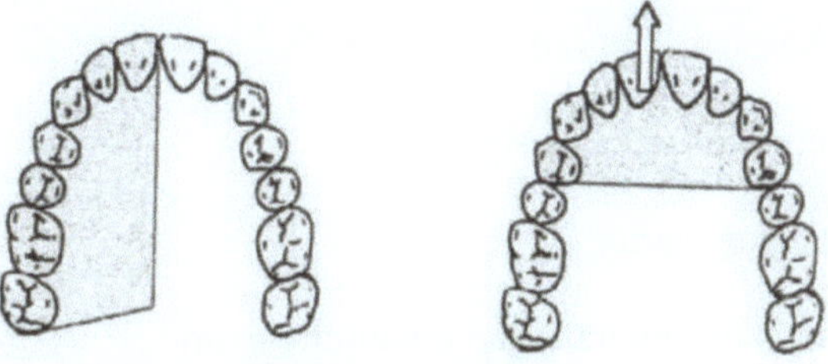

Figure 7: Okay classification type II. (Source: J Prosthet Dent.2001 Oct; 86:352-63)

**Classe III:** Defeitos que envolvem qualquer porção do alvéolo maxilar portador de dente e incluem ambos os caninos, defeitos de palatectomia total e palatectomia transversal anterior que envolvem mais de metade da superfície palatina.

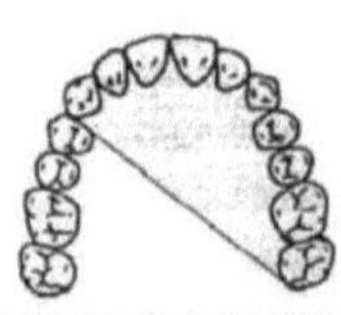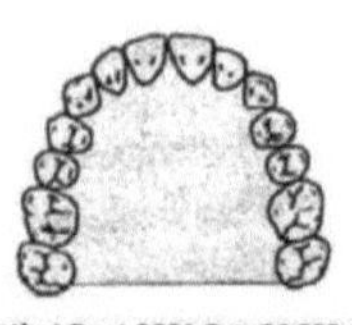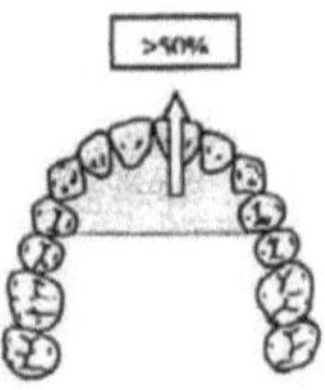



Figure 8: Okay classification type III. (Source: J Prosthet Dent.2001 Oct; 86:352-63)

**Subclasses f e z:** A subclasse f inclui defeitos que envolvem o rebordo orbital inferior, enquanto a subclasse z tem defeitos que envolvem o corpo do osso zigomático

## CLASSIFICAÇÃO BIDRA ET AL

Bidra et al realizaram uma revisão sistemática da literatura publicada sobre defeitos de maxilectomia de 1974 a 2011 [28]

Identificaram 6 critérios para avaliar a relevância clínica de uma classificação.

Estes critérios eram os seguintes:

1. Estado dentário.

2. Estado da comunicação oroantral / nasal.

3. Envolvimento do palato mole e de outras estruturas contíguas.

4. Extensão superior-inferior.

5. Extensão antero-posterior.

6. Extensão medial-lateral do defeito.

Concluíram que nenhum sistema de classificação único descrevia com precisão o defeito da maxilectomia que pudesse satisfazer as necessidades cirúrgicas e protéticas e propuseram o seguinte sistema de classificação e terminologia para os defeitos maxilares.

**I.    Alveolectomia:**

Trata-se de um defeito cirúrgico que envolve apenas o osso alveolar, sem fístula oro-nasal ou oro-antral. Nestes casos, pode não ser necessário qualquer retalho ou obturador. No entanto, uma prótese pode ser alargada para cobrir o defeito.

**II.    Maxillectomia subtotal**

Defeito cirúrgico que provoca uma fístula oro-nasal ou oro-antral, mas que não perturba a parede orbital da maxila. Estes defeitos podem ser reparados com um obturador ou com um retalho local, como o retalho naso-labial, o retalho da almofada adiposa bucal ou o retalho temporal. A vantagem da utilização do obturador é a possibilidade de o doente o limpar de vez em quando e uma melhor vigilância da recorrência do tumor

**III.    Maxillectomia total:**

Nestes casos, a maxila completa é removida, incluindo o pavimento orbital, enquanto o conteúdo orbital permanece intacto. Estes defeitos podem ser reabilitados utilizando um obturador, que é estendido para cima para criar o pavimento orbital. Para a reconstrução cirúrgica, as opções variam de retalhos regionais, como o retalho temporal, a retalhos livres. A vantagem adicional de um retalho ósseo vascularizado é a acomodação de implantes dentários, que podem ser utilizados para a reabilitação dentária

**IV.    Maxillectomia radical:**

Estes são os defeitos em que o conteúdo orbital é removido juntamente com a maxila. Estes defeitos podem ser obturados utilizando um aparelho protésico para o defeito maxilar, enquanto o defeito orbital pode ser inicialmente coberto com enxerto de pele e mais tarde pode ser construído um globo ocular protésico. A reconstrução com retalho nestes casos requer um retalho volumoso, como o retalho livre do reto abdominal ou um retalho osteo-cutâneo, como o retalho livre da fíbula.

**V.  Maxillectomia composta:**

O termo Maxillectomia composta pode ser utilizado quando a pele facial, o palato mole e/ou qualquer outra parte da cavidade oral são ressecados para além da Maxila. Todos estes defeitos podem ainda ser subdivididos em:

1. Unilateral: defeitos que permanecem num dos lados da linha média

2. Bilateral: defeitos que atravessam a linha média

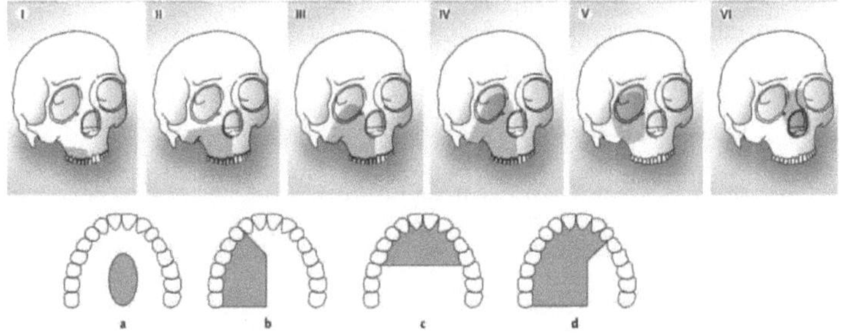

## CLASSIFICAÇÃO CASTANHA

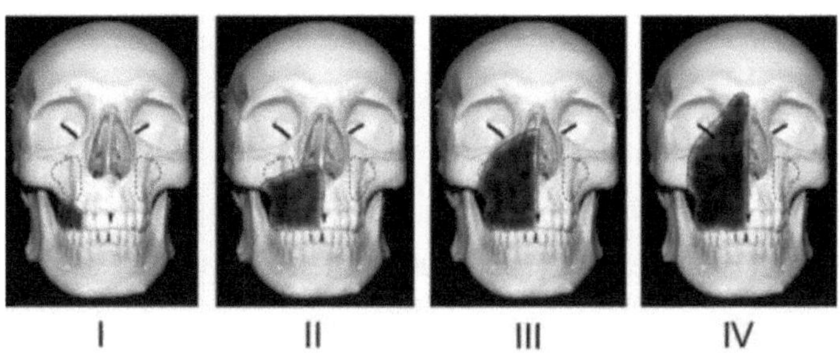


Em 2000, Brown et al. publicaram uma nova classificação com a seguinte redação [44]

**A classe 1** consistiu numa maxilectomia sem fístula oroantral (ou seja, ressecção alveolar baixa);

**A classe 2** consistiu numa maxillectomia baixa;

**A classe 3** consistiu numa maxilectomia alta (incluindo pavimento orbital e/ou conteúdo parcial); e

**A classe 4** consistiu numa maxillectomia total com exenteração.

Os subgrupos (representados por A, B ou C) descreveram ainda a largura do componente horizontal ou palatino.

## OPÇÕES DE RECONSTRUÇÃO

As opções de reconstrução dependerão do tipo de defeito da maxilectomia, que por sua vez define o tecido em falta e os objectivos da reconstrução. As maxilectomias de tipo I podem não necessitar de qualquer reconstrução se existir uma cobertura de tecido mole nativo intacta. Enxertos ósseos podem ser colocados para manter a projeção anterior, mas deve-se ter cuidado nos casos em que a radioterapia será administrada, pois pode ocorrer reabsorção do enxerto ósseo. Uma vez que o maxilar anterior serve de fixação óssea para a musculatura facial associada ao sorriso, a deglutição extensa dos tecidos moles com perda de pontos de ancoragem óssea pode levar a alterações na função muscular facial mimética e, se o músculo for ressecado, pode ser considerado um suporte de funda estático, como o utilizado em casos de paralisia facial. Se um defeito de tecido mole acompanhar o defeito da maxilectomia parcial, então a reconstrução passa a ser o resurfacing da bochecha (possivelmente com a adição de elementos do lábio, nariz ou pálpebra). Os retalhos com volume mínimo são mais úteis, e a combinação de cores é importante. No entanto, mesmo o retalho livre da escápula pode ter uma má correspondência de cores. Um exercício útil é escolher um retalho de espessura apropriada para o defeito, e que seja logisticamente capaz de ser levantado simultaneamente com a ablação, como um retalho livre anterolateral da coxa ou do antebraço radial. Numa data posterior, a pele pálida do retalho livre pode ser removida e recoberta com um enxerto de pele de espessura parcial do couro cabeludo que proporcionará uma correspondência de cor óptima com o resto do rosto. Naturalmente, a melhor combinação de cores para o terço médio da face é o tecido local e não se deve esquecer o retalho de rotação da bochecha, o retalho cervicofacial e o retalho submental para cobertura de áreas limitadas da bochecha. As maxilectomias de tipo II ("subtotal") requerem uma reconstrução que permita a restauração da fala e da deglutição funcionais. Um obturador dentário (com ou sem um enxerto de pele colocado na superfície profunda dos tecidos moles da bochecha) tem sido o tratamento clássico para estes defeitos e, embora funcione bastante bem, o seu sucesso depende do ajuste do obturador. Ocasionalmente, os doentes podem ter mucosite ou xerostomia devido a radioterapia prévia e podem queixar-se de crostas excessivas na cavidade da maxilectomia; a higiene pode ser problemática. Além disso, há um esvaziamento da bochecha que cria uma deformidade estética que pode ou não ser significativa, mas é bastante variável e mais pronunciada quando a radioterapia foi administrada. A reconstrução palatina com esta técnica implica normalmente manter a porção palatina do retalho em posição com uma placa dentária durante 6 semanas no pós-operatório, período durante o qual o músculo se mucosa. Os resultados a longo prazo são variáveis devido à quantidade imprevisível de atrofia que o músculo sofre. Este facto é particularmente relevante em doentes que são submetidos a radiação pós-operatória. Nestes doentes, a atrofia muscular é agravada pela fibrose e contratura do músculo reto. Alternativas a esta técnica incluem a utilização de retalhos como o da escápula, antebraço radial, coxa anterolateral ou retalho miocutâneo do reto abdominal com pás de pele separadas para o palato e parede nasal lateral. Alternativamente, a crista ilíaca com oblíquo interno também pode ser usada [23]. Este retalho fornece tanto o osso, que pode mais tarde ser usado como uma plataforma para implantes osseointegrados para reabilitação dentária, bem como a maior parte do músculo oblíquo interno. Nesta situação, o músculo é, mais uma vez, autorizado a mucosalizar intra-oralmente. Devido ao osso, os efeitos da atrofia muscular no contorno são mínimos. Quando o palato mole requer reconstrução, os retalhos sensitivos finos, como o do antebraço radial, são os mais adequados para esta área. No entanto, como o retalho não é dinâmico, a competência velofaríngea não pode ser alcançada a menos que o retalho toque a parede posterior da faringe. Urken consegue isso criando uma faringoplastia incorporada ao seu retalho [20]. Para defeitos grandes, e particularmente aqueles que incluem um defeito faríngeo, dois retalhos podem ser usados em combinação para fechar o defeito; um retalho radial do antebraço para fornecer fechamento faríngeo com reconstrução palatina oral e um retalho lateral do braço anastomosado em sequência para fornecer fechamento faríngeo nasal. Nos defeitos do tipo IIIA, a reconstrução do pavimento orbital é importante para evitar a distopia. Isso pode ser conseguido com enxertos ósseos, como enxertos calvares divididos, crista ilíaca, costela, ou com malha de titânio. No entanto, quando são colocados enxertos ósseos ou telas, é necessário um tecido circundante bem vascularizado, como um retalho do reto abdominal, que também pode ser útil para fechar um defeito palatino. Mais uma vez, uma alternativa útil é usar a crista ilíaca vascularizada para o contorno, com enxerto ósseo adicional quando necessário, e usar o oblíquo interno para ajudar no fechamento em bloco ou palatal. Em situações em que um retalho livre deve ser evitado, mas o osso vascularizado é desejável para a reconstrução do assoalho orbital devido à necessidade de radioterapia subsequente, um retalho pediculado da fáscia temporoparietal com calvária vascularizada pode ser usado, com ou sem músculo temporal para volume adicional. Os defeitos de tipo IIIB e IV são frequentemente defeitos grandes, que requerem volume e possível reparação dural e são normalmente reconstruídos com retalhos miocutâneos do reto abdominal para obter cobertura e separação do conteúdo craniano do trato aerodigestivo.

<u>Considerações especiais</u>

Para alcançar os vasos do pescoço ipsilateral, o comprimento do pedículo do retalho livre a partir do terço médio da face deve ser de aproximadamente 10 cm. Isto é possível com os retalhos do antebraço radial e da coxa anterolateral. O comprimento do pedículo para um retalho do reto abdominal pode ser aumentado por dissecção intramuscular [29]

## INTRODUÇÃO

A reconstrução mandibular evoluiu desde a década de 1980 para se tornar um procedimento muito fiável, embora complexo, com o início das técnicas microcirúrgicas, sistemas de placas avançados e a incorporação de retalhos fiáveis para a reconstrução. Além disso, o conceito de manutenção da qualidade de vida é fundamental no tratamento de doentes com cancro. Assim, mesmo os doentes com uma esperança de vida muito limitada e doença extensa, desde que estejam clinicamente aptos para tolerar uma operação longa, são reconstruídos por rotina se se esperar que a sua qualidade de vida restante melhore significativamente. A patologia mais comum no cancro da cabeça e do pescoço que exige a ressecção e reconstrução da mandíbula é o carcinoma de células escamosas (CEC) de origem na mucosa oral. Como tal, a mandíbula geralmente não é reconstruída isoladamente, mas é o principal componente de uma ablação que inclui o assoalho da boca, partes da língua e, possivelmente, a pele externa. Por conseguinte, os enxertos ósseos não vascularizados e os compostos osteoindutores que contêm proteína morfogénica óssea-7, apesar de encorajarem a sua utilização em defeitos mais pequenos e frequentemente benignos, não são normalmente adequados neste contexto. Poderá haver um papel no futuro para as construções vascularizadas com engenharia de tecidos, mas atualmente não é a base do tratamento. Atualmente, os retalhos livres osseocutâneos contornados e fixados com placas reconstrutivas de titânio continuam a ser a base para a reconstrução mandibular.

## DEFEITOS DE MANDIBULECTOMIA: CLASSIFICAÇÃO

**A classificação de Rosemann de 1972** é, muito provavelmente, a primeira publicação que detalha estes defeitos cirúrgicos. As suas classificações anteriores abrangem traumatismos, doenças diversas e estudos de deformação.

**Em 1974, Pavlov** fez a primeira tentativa de classificar os defeitos mandibulares na era anterior à transferência de tecidos livres. Apresentou um sistema de três classes não muito citado na literatura, cujos pormenores permanecem indefinidos, e dividiu os defeitos mandibulares em 3 classes com base no facto de a arcada remanescente ter sido deixada em 1, 2 ou 3 fragmentos, tendo sido descritas 16 possibilidades de defeitos ósseos sem considerar os defeitos dos tecidos moles. A classe 1 envolvia sempre um côndilo e a classe 3 apresentava 2 defeitos separados. Foi subdividida em grupos com base na invasão do mento e, além disso, dividida em subgrupos com base no tamanho do defeito. Reconheceu o problema reconstrutivo e funcional colocado pela ausência de dois elementos-chave - o côndilo (a reconstrução de um côndilo é difícil e leva também a uma incapacidade funcional) e o mento (o degloving do queixo ou a ressecção de toda a musculatura submental ou do mento leva a uma *ptose do lábio inferior e do queixo* - "queixo de bruxa"/"deformidade de Andy Gump").

**A classificação de David et al. (1988)** era semelhante em espírito à classificação HCL que foi publicada pouco depois em 1989. Esta classificação teve em conta muitas dificuldades de reconstrução, principalmente relacionadas com a ressecção do côndilo e do segmento central. Os defeitos ósseos como o H curto, HCH, HCL e HC da classificação HCL não foram classificados, e os defeitos dos tecidos moles não foram classificados.

**Jewer et al** apresentaram a primeira classificação mais utilizada com base em 60 pacientes reconstruídos com o retalho DCIA. Neste estudo, foi apresentado o **método "HCL"**. Aqui, a mandíbula é dividida em três segmentos, onde "C" é o segmento central ou anterior, incluindo ambos os caninos; "L" refere-se ao segmento lateral a partir da linha média lateralmente, excluindo o côndilo; e "H" representa a hemimandíbula a partir da linha média lateralmente, incluindo o côndilo. O comprimento dos segmentos laterais não é especificado, mas os três segmentos são combinados para descrever o defeito.

**A classificação HCL de Jewer e Boyd et al. (1989) - modificada por Boyd et al. (1993)** [45] é a classificação mais popular e ainda em uso para a reconstrução de defeitos mandibulares na era do retalho livre vascularizado. A classificação HCL é baseada principalmente na dificuldade de reconstrução sem levar em conta o comprimento do defeito. Também simplificou a classificação de Pavlov, uma vez que na era da transferência de tecido livre, com a disponibilidade de segmentos longos de enxertos ósseos vascularizados, o comprimento dos defeitos perdeu a sua importância (os enxertos ósseos não vascularizados só podiam ser utilizados para um tamanho de defeito inferior a 6 cm). Quando foi publicado pela primeira vez em 1989, utilizou <u>3 letras maiúsculas </u>(**H, C, L**) para classificar apenas **os defeitos mandibulares ósseos**, onde

**"H"** - (HemLmandibulectomy) significa defeito do segmento lateral **"de qualquer comprimento"**, incluindo o côndilo,

**"C"** - significa defeitos centrais que incluem o **segmento anterior "inteiro"** (incluindo 2 caninos e 4 incisivos) e,

**"L"** - significa defeitos laterais, excluindo o côndilo.

Assim, são possíveis 8 classes de defeitos ósseos através da combinação dos três alfabetos (H, L, C, HC, LC, LCL, HCL/LCH, HCH)

Nota: Os defeitos H e L podem atingir a linha média e mesmo estender-se ligeiramente para além dela, mas a menos que todo o segmento anterior esteja envolvido, não é classificado como HC ou LC.


**Urken et al. Classificação CRBS (1991)**

Em 1991, Urken et al. apresentaram a sua classificação baseada em mandíbulas reconstruídas com retalhos ósseos vascularizados livres, onde a fíbula representava a opção preferida. As classes consistiam em defeitos unilaterais da sínfise (S), do ramo (R), do corpo (B) e do côndilo (C). É uma classificação abrangente de defeitos oromandibulares compostos que inclui "défices neurológicos" (8 possibilidades), para além de defeitos ósseos (20 possibilidades) e de tecidos moles (22 possibilidades).

Defeitos **ósseos** - Côndilo, Ramo, Corpo, Sínfise (**S-total**, $S^H$ : o *sobrescrito*$^H$ indica um defeito na hemisínfise), o sobrescrito$^M$ para C/R/B/C- indica uma ressecção marginal nessa parte específica da mandíbula.

Defeitos **dos tecidos** moles-

*Mucosa:* **L**- labial, **B**- bucal, **SP**- palato mole, **FOM**- assoalho da boca;

*T- Língua,*

*C- Cutâneo.* Os itens acima são novamente subdivididos com vários sobrescritos com base na localização do defeito (por exemplo, anterior, posterior, lateral) em cada estrutura.

Defeitos **neurológicos** - **N** seguido de um *subscrito* - IA- Alveolar Inferior, L- Lingual, H- Hipoglossal ou F- Facial (com um *subscrito* -[B] para envolvimento bilateral).

A nomenclatura para defeitos ósseos (CRBS) é bastante útil para descrever a localização da doença. Salienta-se que outros factores, para além do tamanho e da localização do defeito ósseo, também afectam o resultado funcional e estético da reconstrução.

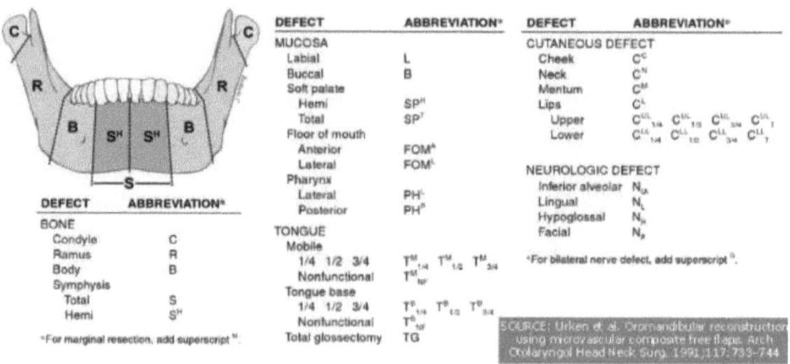


Depois de *Urken et al. terem* classificado os defeitos mandibulares em 1991 (sistema CRBS - descrito abaixo) com base nos defeitos dos tecidos moles e dos nervos, para além do defeito ósseo, Boyd modificou a classificação HCL para incluir o componente dos tecidos moles em 1993.

- **A classificação HCL modificada de Boyd** incluiu **defeitos dos tecidos moles**, acrescentando <u>3 letras minúsculas</u> (o, m, s) como *subscritos* às 3 letras maiúsculas (H, C, L) durante a classificação:

- o **"o"** - sem componente mucoso ou cutâneo,

- o **"m"** - componente da mucosa,

- o **"s"** - componente da pele

(Assim, um subscrito de sm indica tanto a componente mucosa como a componente cutânea).

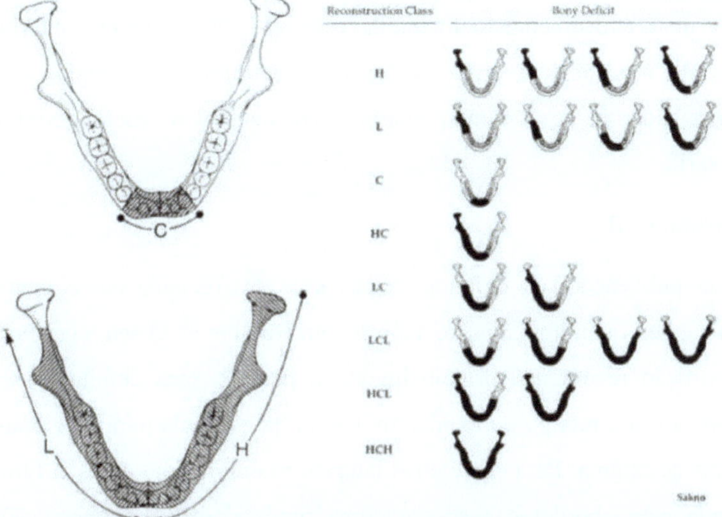



The HCL classification of mandibular defects. H represents a lateral segment *of any length* containing a condyle and not significantly crossing the midline. L represents the same defect but without a condyle. C represents the anterior segment between the incisive foramina. For C to be included in the description, the vast majority of it must make up part of the defect. The letters o, m, s, and ms are used to denote bone-only, mucosa, skin, and skin plus mucosa, respectively. Examples of the eight possible bony defects are given.

SOURCE: Boyd JB, Gullane PJ, Rotstein LE, et al. Classification of mandibular defects. Plast Reconstr Surg. 1993;92:1266–1276.

**Em 2000, Disa e Cordeiro** basearam a sua classificação principalmente no algoritmo de reconstrução. Os segmentos ósseos foram classificados como longos ou curtos, com ou sem envolvimento do côndilo e tendo em conta as necessidades dos tecidos moles na classificação. Também discutiram um algoritmo para reconstruções, favorecendo a fíbula para a maioria dos defeitos.

**Em 2005,** a classificação de **Takushima et al.** aborda tanto defeitos ósseos como de tecidos moles, com defeitos ósseos anteriores ou laterais. Neste caso, os defeitos de tecidos moles dividem-se em três categorias: "nenhum", "pele ou mucosa" e "através e através". Isto dá origem a seis categorias: defeitos laterais sem ressecção de tecidos moles; DCIA lateral com uma ressecção parcial de tecidos moles; e uma fíbula com defeitos de passagem, para os quais é recomendado um retalho escapular. Para as classes anteriores, o perónio representa a primeira escolha em defeitos de tecidos moles, acompanhado de um segundo retalho livre de tecidos moles, conforme necessário.

**Hanasono et al**

Na sua publicação, os defeitos ósseos são classificados como centrais, laterais e hemimandibulares, de acordo com Boyd et al. O seu algoritmo de reconstrução recomenda principalmente o perónio para defeitos centrais anteriores e um retalho de tecidos moles ou da escápula para unir grandes defeitos nesta área. Para os defeitos laterais e hemimandibulares, a fíbula é utilizada para abordar o osso com uma modalidade de reconstrução de tecidos moles diferente.

**Os defeitos do tipo 1** incluíam um defeito unilateral do corpo mandibular

**Os defeitos do tipo 2** consistem num defeito unilateral para além do ângulo

**Os defeitos do tipo 3** incluíram um defeito bilateral do corpo mandibular anterior ao ângulo

**Os defeitos do tipo 4** consistiam num defeito dentoalveolar bilateral que se estendia posteriormente a um ou ambos os ângulos.

## Classificação de Schultz et al. (2015)

Em 2015, Schultz el al. subdividiu ainda mais, dependendo da disponibilidade de vasculatura útil do dador no lado ipsilateral (subtipo A) ou não (subtipo B). Uma tentativa de simplificar a classificação dos defeitos mandibulares com foco nas subunidades mandibulares funcionais perdidas e nos 2 locais doadores para retalhos livres comumente usados para essa reconstrução em 2015 - retalho osseoseptocutâneo fibular (FOSC) e retalho osseocutâneo da crista ilíaca / DCIA (artéria ilíaca circunflexa profunda). A escolha do retalho depende da vasculatura do recetor (necessidade de comprimento do pedículo) e das características do retalho livre do dador.

Foi dividida em **4 classes** com base na ordem crescente de complexidade de reconstrução (ou seja, subunidades envolvidas), como mostra o diagrama abaixo

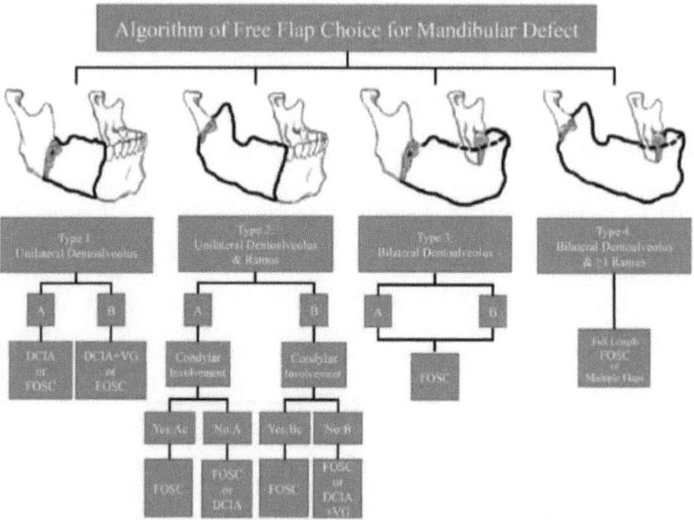

Flow chart of algorithm for mandibular defect classification and microsurgical repair. A, viable ipsilateral vasculature; B, nonviable ipsilateral vasculature; c, condylar involvement; DCIA, deep circumflex iliac artery (iliac flap); FOSC, fibula osteoseptocutaneous flap; VG, vein graft.

SOURCE: Schultz BD et al. Classification of mandible defects and algorithm for microvascular reconstruction. PRS. 2015 Apr;135(4):743e-54e

Está ainda dividido em **"A"** e **"B"** com base na presença ou ausência de vasos dadores ipsilaterais e **"C"**, quando adicionado, representa o envolvimento condilar. Também fornece um algoritmo para a reconstrução microvascular.

**Em 2016, Brown et al**

O objetivo desta classificação era reconhecer que uma classe de defeito em crescimento capta as medidas do defeito, a necessidade de osteotomia e o resultado funcional e estético. A sua classificação também teve como objetivo orientar o método de reconstrução.

A sua nova classificação baseia-se nos quatro cantos da mandíbula, nos dois caninos e em ambos os ângulos da mandíbula.

Apresentaram quatro classes:

Classe I (lateral, não canino ou côndilo),

Classe II (hemimandibulectomia sem côndilo),

Classe III (anterior incluindo os caninos) e

Classe IV (extensa, ambos os caninos e pelo menos um ângulo).

Além disso, a subclasse C indica o envolvimento condilar.

# ASPECTOS GERAIS DA RECONSTRUÇÃO DE DEFEITOS MAXILOMANDIBULARES CIRÚRGICOS

Os grandes defeitos maxilofaciais em doentes submetidos a ressecção de tumores malignos e traumatismos faciais representam desafios significativos para as especialidades de cirurgia oncológica, reconstrutiva plástica, maxilofacial e da cabeça e pescoço, uma vez que requerem modalidades cirúrgicas reconstrutivas complexas. A gama de métodos cirúrgicos de reconstrução plástica inclui o encerramento direto da ferida sem tensão, a cicatrização por segunda intenção, o enxerto de mucosa ou de pele, os retalhos locais, os retalhos pediculados à distância e a mais complexa transferência de tecido composto microvascular à distância.

As reconstruções ósseas são possíveis com enxertos ósseos livres de osso esponjoso ou cortical, materiais aloplásticos, placas metálicas e com transferência óssea composta vascular livre. Estas reconstruções complexas de diferentes tecidos e órgãos devem ser restauradas com base no princípio da substituição do semelhante pelo semelhante. Isto inclui reconstruções funcionais e estruturais utilizando tecido constituído por pele, gordura, osso, músculo e revestimento da mucosa com um fornecimento adequado de sangue e capacidades sensoriais, bem como a capacidade de suportar o stress mecânico e de movimento presente na área. A norma de ouro para a substituição de um tecido semelhante por um semelhante requer a utilização de tecidos compósitos. A transferência de tecido à distância utilizando técnicas microcirúrgicas, bem como retalhos pediculares, substitui o tecido em falta e restaura parcialmente os requisitos funcionais.

O método mais simples não envolve qualquer tentativa de fechar o defeito, ou seja, a cicatrização espontânea por segunda intenção. A solução mais comum envolve o encerramento direto da ferida após um encerramento tardio da mesma. Isto pode ser conseguido, por exemplo, através da terapia de pressão negativa da ferida. Este método, tal como é utilizado atualmente, foi descrito pela primeira vez em 1993 por Fleischmann et al. Os enxertos de pele divididos e de espessura total são utilizados há séculos, tendo a primeira descrição surgido em 1869 por Reverdin, tal como descrito por Ollier em 1972. Numa revisão de 1870 por Stele, o método foi descrito pela primeira vez. Na cirurgia reconstrutiva oral, a primeira descrição da técnica de expansão de tecidos surgiu em 1976 por Radovan, que apareceu na imprensa em 1984. Além disso, é provável que o pai da cirurgia plástica, Sushruta Samhita, que inventou o retalho clássico da testa utilizado na reconstrução nasal, encontrado numa tradução árabe do século VII, também tenha utilizado enxertos de pele, bem como retalhos locais, já em 800 a 1000 a.C.

Os retalhos locais, axiais, utilizados na reconstrução da cabeça e pescoço, como descrito acima, foram primeiramente utilizados na reconstrução nasal. Nas secções seguintes, será apresentada uma descrição mais pormenorizada das opções cirúrgicas, bem como dos retalhos microvasculares utilizados na reconstrução maxilofacial. Os estudos vasculares em espécimes realizados por Manchot (1889), Spateholz (1893) e Salmon (1936) fornecem a base para as publicações de ponta de G. Ian Taylor e JH Palmer quando os angiossomas foram apresentados. Isto deu início a uma nova era de retalhos perfurantes livres, bem como a um período emergente de maior fiabilidade entre os retalhos axiais.

## I. ENXERTOS ÓSSEOS GRATUITOS

Os enxertos ósseos livres não vascularizados têm sido utilizados na reparação de defeitos ósseos há já algum tempo. As áreas dadoras mais utilizadas incluem a espinha ilíaca, enxertos de calvária, enxertos de costela e enxertos ósseos intra-orais da região mental, bem como o contraforte zigomático e o ramo da mandíbula. A principal desvantagem destes enxertos resulta da sua extensa e rápida reabsorção, com uma perda de até 60% do volume enxertado no espaço de seis meses. A quantidade de tecido de dador disponível também é limitada, especialmente para transplantes locais.

Princípios gerais

o O local recetor do enxerto ósseo deve ter um ambiente vascular viável e livre de infecções

o É necessário efetuar uma avaliação adequada da morbilidade da zona doadora

o A avaliação do enxerto ósseo vascular versus não vascularizado tem de ser efectuada com imobilização adequada e, se necessário, anastomose vascular

o Deve ser dada prioridade às comorbilidades do doente e à adequação cirúrgica. O tabagismo, a cicatrização, a radiação, os problemas de dor e o estado funcional também são factores a considerar

o A idade é um fator, mas não uma contraindicação para a reconstrução

o Não existe uma "reconstrução ideal" mas existe uma "reconstrução óptima

o As comorbilidades do doente e a futura radiação adjuvante devem ser fortemente ponderadas

o A reconstrução "like to like tissue", especialmente a substituição de tecido duro, é óptima


**Enxertos ósseos**

Os enxertos corticais e esponjosos são opções disponíveis de enxertos ósseos para cobrir defeitos ósseos maxilofaciais.

Entre estes, os enxertos esponjosos revascularizam mais rapidamente quando comparados com os enxertos corticais. Por exemplo, o osso craniano revasculariza mais rapidamente do que outro osso cortical.

Mecanismo de cura:

• Esponjoso: Aposição e posterior reabsorção.

• Cortical: Reabsorção e depois aposição. Redução de 50% da resistência ao fim de 6 semanas-6 meses

- Os enxertos esponjosos reparam mais completamente.
- Osso cortical incompletamente reabsorvido/remodelado

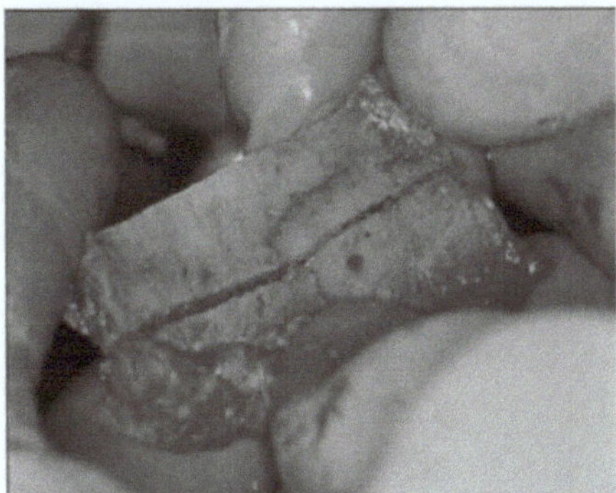

Fig. 2 – Corticocancellous bone graft from iliac crest

## CONSIDERAÇÕES SOBRE A UTILIZAÇÃO DA PROTEÍNA MORFOGÉNICA ÓSSEA HUMANA RECOMBINANTE-2

Em março de 2007, a Food and Drug Administration (FDA) dos EUA aprovou a utilização de rhBMP-2 em procedimentos cirúrgicos maxilofaciais para aumento do rebordo intra-oral.

**Conceito biológico - o** mecanismo é através da osteoindução por proliferação e diferenciação de células osteoprogenitoras quimiotácticas que provocam a maturação dos osteóides.

**Indicações:** (Aprovado pela FDA)

Fusões da coluna vertebral (2002), tratamento de fracturas abertas da tíbia (2004) e aumentos de seios e cristas orais e maxilofaciais (2007)

**Contra-indicações e precauções :**

- Aviso de saúde local ou aviso de caixa negra emitido pela FDA

- Gravidez

- História de malignidade

- Infeção ativa

- Hipersensibilidade às BMP ou à matriz de colagénio

## SUPORTES DE ENXERTOS ÓSSEOS E TÉCNICAS DE FIXAÇÃO

- Malha
- Fabrico por medida de berços, implantes, placas, etc.
- Placas e parafusos de titânio
- Parafusos de fixação
- Berços ósseos autólogos ou alogénicos

## FONTES DE DADORES DE OSSO AUTÓGENO

A escolha do local do dador depende de:
(a) Quantidade
(b) Qualidade

(c)  Contorno anatómico (altura, peso, volume)

(d)  Morbilidade do local do dador

(e)  Acesso anatómico e do doente à colheita.

(f)  Tipo de suporte e fixação necessários

(g)  Competência cirúrgica

## LOCALIZAÇÕES COMUNS DO DADOR DE OSSO AUTÓGENO

### SÍTIOS

* Crista ilíaca (anterior e posterior)
* Enxerto de costela costocondral.
* Osso craniano
* Tíbia
* Escápula
* Maxila
* Mandíbula

### ENXERTO COSTOCONDRAL

O enxerto costocondral de costela surgiu com o conceito de transplante de um centro de crescimento para o local recetor na reconstrução. Foi inicialmente utilizado para a artroplastia da ATM e alargado à subunidade do côndilo do ramo, porque substituía o centro de crescimento no côndilo e ajudava a manter o potencial de crescimento da articulação.

### INDICAÇÕES

Reconstrução laringo-traqueal, reconstrução nasal, auricular reconstrução, aumento facial em distúrbios sindrómicos.

### VANTAGENS

- Bom rendimento da cartilagem
- Resistência superior

**DESVANTAGENS**

- Fiabilidade inferior
- Elevada tendência para deformações
- Cicatriz subcostal, pneumotórax

## ENXERTOS AUTÓLOGOS DE COSTELAS

Os enxertos de costelas são uma boa fonte de osso corticocancelo membranoso que será utilizado como enxerto ósseo onlay para o esqueleto craniofacial. Sendo macio e moldável, é pouco provável que resista a zonas de grande tensão. A colheita é análoga à do enxerto costocondral, mas o facto de se deixar o periósteo no local da cirurgia permitiria a regeneração da costela e reduziria a absorção do enxerto de costela

**DESVANTAGENS**

- Cicatriz subcostal
- Pneumotórax
- Atelectasia
- Maior incidência de reabsorção se forem utilizados como enxertos onlay devido ao maior componente esponjoso

## ILIAC CREST

O ílio é considerado uma fonte rica de enxertos ósseos corticais, esponjosos e uma amálgama de enxertos ósseos corticocanelares. É utilizado principalmente para artrodese, não uniões ósseas e fendas alveolares. A anatomia do ílio, com o seu osso cortical denso, permite a realização de enxertos em zonas de tensão, como os ossos longos e as mãos, e também permite uma fixação rígida. A mesa exterior tem numerosas ligações musculares, pelo que não é preferida. A mesa interna é normalmente colhida. A crista ilíaca permite a colheita de grandes quantidades de osso esponjoso

A apófise cartilaginosa nas crianças não deve ser perturbada porque contribui para o crescimento e desenvolvimento normais.

**DESVANTAGENS**

* Morbilidade pós-operatória com base na extensão do osso extraído
* Lesão do nervo cutâneo femoral lateral com dor pós - cirúrgica prolongada
* Hematoma
* Perturbações da marcha


## COLHEITA DE OSSO ESPONJOSO AUTÓGENO DA TÍBIA

Catone [5], em 1992, descreveu-a pela primeira vez e é utilizada para técnicas de enxerto maxilofacial com um volume de colheita de 25-40 cc unilateralmente. A técnica de colheita pode ser efectuada sob anestesia local ou geral. O acesso anatómico à cabeça proximal da tíbia pode ser medial ou lateral.


## CONTRA-INDICAÇÕES

Próteses metálicas, atletas e história de traumatismo do joelho.


### OSSO CRANIAL

Os enxertos de osso calvarial podem ser efectuados como colheita mono ou bicortical com base na competência do cirurgião. As aparas de osso cortical são normalmente utilizadas. Logo após a linha média do plano sagital do crânio, o osso calvário cortical parietal é acedido através de uma incisão na pele e na camada do couro cabeludo. É efectuada uma retração adequada com um retractor de auto-retenção ou com assistência. A quantidade de osso necessária é identificada no plano subperiosteal e marcada com uma broca redonda de diâmetro estreito. É efectuado um biselamento exterior adequado com uma broca de fissura reta para uma técnica de osteotomia rápida, paralela à superfície exterior. Também podem ser efectuadas osteotomias de fissuras múltiplas de forma paralela. A medula intracortical é cuidadosamente atravessada com osteótomos e, se forem efectuadas pequenas perfurações durais, estas podem ser cobertas com aloenxertos artificiais ou mesmo com material hemostático. É necessária uma revisão neurocirúrgica em caso de laceração dural. A hemostase com cera de osso ou electrocautério e uma boa cobertura rotacional do tecido pericraniano adjacente e o encerramento das camadas do couro cabeludo conduzem a hematomas pós-operatórios reduzidos.

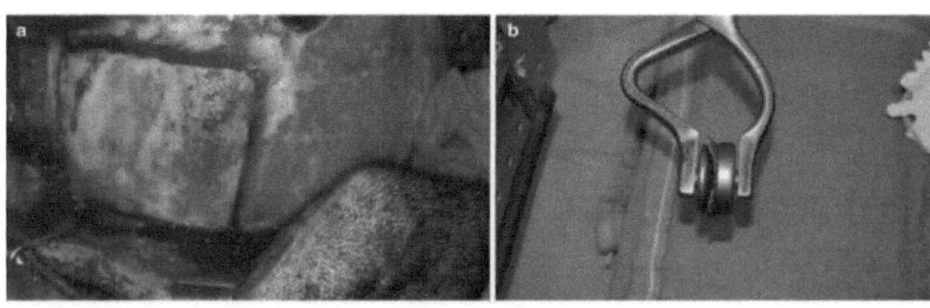

Fig. 88.2 (a) Cranial bone graft harvest with circumfrential trough and beveling. It is ideal to harvest this in the parietal area. Narrow strips are ideal for harvest. (b) Cranial non vascular bone graft being contoured with pinch forceps

## TRANSFERÊNCIA DE TECIDO LIVRE MICROVASCULAR

A maioria dos enxertos de tecido duro que utilizam esta técnica é uma transferência "composta" de osso e tecido mole por anastomose arteriovenosa. Este osso transferido é normalmente mantido no lugar por placas e/ou parafusos. Existe osteogénese na interface entre o osso nativo e o enxertado. As técnicas actuais de tecido livre vascular utilizando anastomose microvascular, juntamente com uma morbilidade mínima da zona dadora, têm uma taxa de sucesso próxima dos 98%. Existe um potencial de insucesso devido a complicações anastomóticas. O tecido livre transferido vascularizado é resistente à infeção e à radiação até um certo volume. Existem conceitos de criação de um envelope vascular e subsequente enxerto alogénico ou xenogénico para uma melhor osteocondução por crescimento vascular

## RETALHO LIVRE OSTEOCUTÂNEO RADIAL DO ANTEBRAÇO (OCRFFF)

O popular retalho livre fasciocutâneo do antebraço radial é muito bem conhecido pela maioria dos cirurgiões reconstrutivos. No entanto, uma variante osteocutânea deste retalho não é o retalho de eleição nas reconstruções compostas. Existe uma morbilidade significativa da zona dadora com cerca de 70% de resistência pós-colheita e um risco acrescido de fratura do rádio distal. O rádio distal pode ser reforçado com uma placa profiláctica por fixação interna.

## INDICAÇÕES

As reconstruções das subunidades periorbitárias, nasais e maxilares são as indicações mais comuns para um retalho livre osteocutâneo do antebraço radial. É uma alternativa real se outros locais doadores não forem viáveis.

## RETALHO LIVRE DA ESCÁPULA [6]

A concetualização teórica do retalho escapular foi descrita pela primeira vez por Saijo em 1978 e popularizada por Dos Santos em 1979. Este sistema escapular que foi descrito inclui uma miríade de opções baseadas nos vasos subescapulares. É frequentemente utilizado como dois tipos de retalhos ósseos compostos com a utilização do ângulo da escápula e do bordo lateral. Os principais ramos do sistema subescapular são a artéria escapular circunflexa e a artéria toracodorsal. A artéria escapular circunflexa e a sua veia associada ao bordo lateral da escápula constituem o retalho ósseo clássico. Os retalhos escapular e parescapular oferecem a maior flexibilidade com combinações de transferência de tecido livre ósseo, muscular e fasciocutâneo com base no sistema vascular subescapular. Podem ser colhidos cerca de 1014 cm de comprimento com uma espessura de 0,5-1,5 cm do osso que compõe a face lateral da omoplata e/ou o ângulo da omoplata. Também pode ser colhida através da artéria angular, um ramo da artéria toracodorsal que obtém um pedículo vascular mais longo e o músculo redondo maior juntamente com a ponta da escápula. Foi descrita a borda medial do retalho ósseo da escápula; a flexibilidade da parte fasciocutânea sobrejacente é pouco maleável. O bordo medial é comparativamente estreito, mesmo em homens, para a colocação de implantes osseointegrados.

## INDICAÇÕES

Os defeitos compostos e complexos da face média da órbita, maxila, base do crânio e mandíbula podem ser reconstruídos com este retalho quimérico.

## VANTAGENS

• Morbilidade mínima da zona dadora

• Útil em doentes idosos com doença vascular periférica.

## DESVANTAGENS

• A colheita simultânea do retalho durante a ablação não é possível, uma vez que o doente tem de estar em decúbito lateral ou em posição prona

• Inadequação do stock ósseo para implantes osseointegrados

• Variação da anatomia com a escápula circunflexa proveniente da artéria axilar

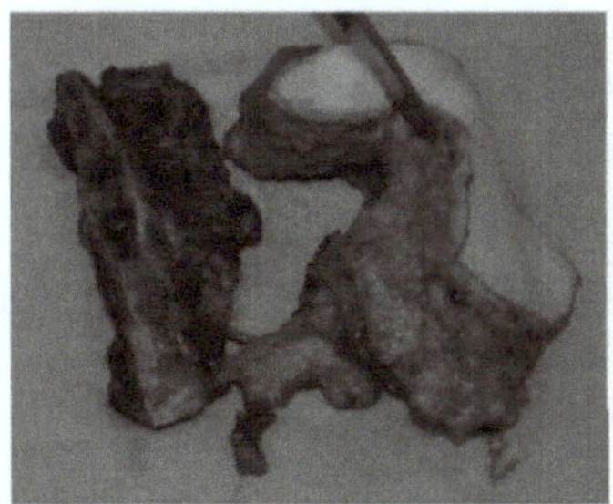

Fig. 88.6 The osteocutaneous scapular free flap. The great advantage of this flap is the independence of the soft tissue pedicle in relation to the bone

## RETALHO LIVRE DE FÍBULA [8, 9]

Taylor et.al. introduziram o retalho de fíbula pela primeira vez em 1975 para a reconstrução de extremidades, mas foi reintroduzido para a reconstrução da mandíbula por Hidalgo. Embora concebido como um retalho livre osteocutâneo, os relatos iniciais de falta de fiabilidade da pá de pele não favoreceram a sua utilização como retalho osteocutâneo.

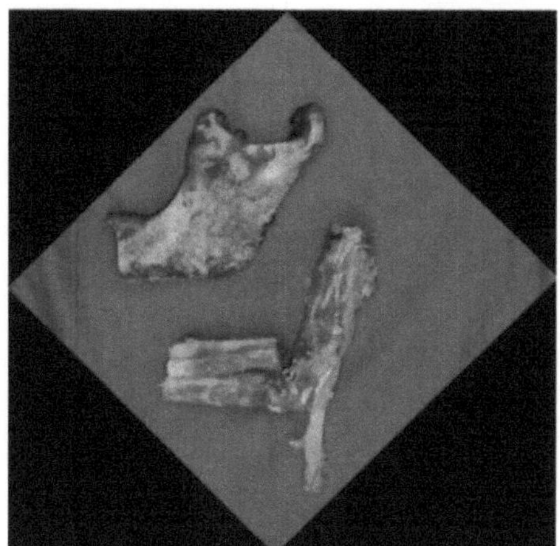

Fig. 7 – Fibular graft is perfectly shaped to fit the missing
part of the resected mandible

# RETALHO COMPOSTO BASEADO NA ARTÉRIA ILÍACA PROFUNDA Circumfex ou retalho VASCULARIZADO DA ARTÉRIA ILÍACA (DCIA)

Tal como no caso do perónio, o AICD pode ser planeado virtualmente. São efectuadas osteotomias de abertura em vez de osteotomias de fecho na reconstrução maxilo-mandibular. Este retalho pode ser colhido como um retalho ósseo ou um retalho ósseo-cutâneo com o componente de tecido mole do músculo e da pele. Este retalho baseia-se na artéria e veia ilíacas circunflexas profundas, com um comprimento de pedículo de 8 cm e um diâmetro dos vasos entre 1,5 e 3 mm. A qualidade e quantidade óssea são excelentes tanto para a reconstrução maxilar como mandibular. Os segmentos da maxila e da mandíbula podem ser reconstruídos utilizando o osso da crista ilíaca com base no ramo circunflexo profundo da artéria ilíaca externa. A morbilidade do local doador não é significativa e o paciente pode estar em posição supina, permitindo uma abordagem em duas equipas. Podem ser colhidos até 14 cm de osso bicortical com músculo oblíquo interno. A espessura pode variar entre 0,5 cm e 2,5 cm.

## INDICAÇÕES E CONTRA-INDICAÇÕES

Este retalho composto oferece um volume ósseo ótimo para implantes endósseos, bem como para defeitos mandibulares segmentares com necessidade de reconstrução do contorno dentado. O contorno palatino da maxila e as subunidades do complexo regional após maxilectomia podem ser reconstruídos. As contra-indicações relativas para esta colheita são a hérnia inguinal, a obesidade e a prótese da anca.

## ENXERTO DE COSTELA VASCULARIZADO

Existem outros retalhos osteocutâneos que são descritos como retalho osteocutâneo costal posterior semelhante à colheita da parte costocondral da costela. Esses enxertos vascularizados podem ser da quinta costela direita na superfície ventral e até a nona costela na superfície dorsal. Utiliza-se o pedículo vascular intercostal e o pedículo venoso subcutâneo ou mesmo as perfurantes mamárias internas medialmente. As costelas podem também fazer parte do retalho osteomiocutâneo do peitoral maior, do músculo grande dorsal, do músculo serrátil e do músculo trapézio com os seus pedículos.

## RETALHO LIVRE DO CÔNDILO FEMORAL LATERAL

A escolha deste retalho deve-se ao facto de ser uma novidade nas necessidades cirúrgicas maxilofaciais. O côndilo interno femoral com a artéria e a veia geniculares descendentes como pedículo pode ser colhido como retalho livre. O segmento ósseo corticocancelo medindo até 8 × 1,5 × 1,5 cm pode ser colhido

# IMPRESSÃO 3D EM CIRURGIA ORAL E MAXILOFACIAL

A área craniofacial é considerada uma zona estética e pode ser afetada por traumatismos, tumores, anomalias congénitas, deformidades faciais e muitas outras doenças e anomalias. A reconstrução cirúrgica é a abordagem padrão utilizada nestas situações. No entanto, a região maxilofacial é complexa do ponto de vista anatómico e funcional e é constituída por tecidos duros e moles profusamente inervados por nervos e vasos sanguíneos. Assim, a reconstrução de qualquer defeito ou deformidade nestas regiões torna-se altamente desafiante e desconcertante para o cirurgião [49]. A utilização inicial da impressão 3D em OMFS remonta a algumas décadas. No entanto, a sua utilização em aplicações clínicas registou um grande crescimento na última década devido à evolução da tecnologia e à acessibilidade a impressoras 3D de baixo custo. Os métodos convencionais utilizavam principalmente enxertos autólogos de outras partes do corpo e técnicas como o retalho livre da fíbula (FFF) e os retalhos osteocutâneos ilíacos para corrigir cirurgicamente os defeitos. Estas técnicas foram eficazes e demonstraram um bom sucesso na reconstrução de defeitos mandibulares. No entanto, na cirurgia reconstrutiva, a remodelação óssea é de extrema importância e requer técnicas e um planeamento precisos para manter a forma e a anatomia correctas dos maxilares e das estruturas faciais. Até certo ponto, as técnicas tradicionais podem ser indefinidas relativamente aos ângulos, formas ou locais de osteotomia, aumentando assim as probabilidades de erro. Além disso, os estudos demonstraram uma elevada percentagem de morbilidade no local do dador em locais de extração de enxertos autólogos, levando a várias complicações, incluindo a perda do enxerto, deiscência da ferida, celulite e abcessos. Atualmente, muitos cirurgiões orais estão a utilizar o planeamento virtual e a tecnologia de impressão 3D para proporcionar melhores cuidados e resultados de tratamento aos seus pacientes. De acordo com uma análise sistemática de Jacobs et al. (2017), quatro categorias utilizam a impressão 3D para cirurgia craniomaxilofacial em pacientes, que inclui modelos de contorno (Tipo I), guias cirúrgicos (Tipo II), talas (Tipo III) e implantes (Tipo IV). O desenvolvimento de modelos de contorno é o mais comum e é designado por modelo de espaço positivo, uma vez que envolve a impressão direta do objeto com base na anatomia externa do doente baseada em imagens. Estes modelos podem ser desenvolvidos utilizando impressoras internas e são, por isso, mais económicos e poupam tempo em situações de emergência, como fracturas. A impressão 3D ajuda a desenvolver guias cirúrgicos precisos e placas de reconstrução nos casos em que os enxertos ósseos autólogos são a principal escolha de tratamento para substituir a estrutura perdida. Estas guias são concebidas e fabricadas utilizando a tecnologia CAD/CAM e são impressas em 3D. Funcionam como ferramentas precisas na colheita de tecidos duros e moles de locais doadores para serem transplantados para a deformidade. O tipo III são as talas utilizadas na correção ortognática, como o alinhamento dos maxilares e a oclusão. Trata-se de um modelo mais virtual de espaço negativo, ou seja, são construídos através do planeamento virtual das futuras posições e orientação do osso e dos dentes, exigindo uma modelação 3D avançada para obter resultados finais correctos. Os implantes estão incluídos na categoria do tipo IV e são menos frequentemente desenvolvidos como objectos impressos em 3D devido às maiores exigências do processo de fabrico. São altamente específicos nos seus aspectos estruturais, funcionais e biológicos. São utilizados em reparações cranianas e condilares e na reconstrução da mandíbula para fornecer suporte e forma adequados. A extensão da utilização da impressão 3D na cirurgia oral e maxilofacial é determinada principalmente pela sua aplicação em diferentes procedimentos cirúrgicos, conforme classificado anteriormente.

Numa revisão sistemática realizada por Louvrier et al. (2017), foram representadas graficamente as áreas críticas da cirurgia maxilofacial que mais utilizaram a tecnologia de impressão 3D. Mostrou que a maioria dos cirurgiões utilizou a tecnologia para fabricar guias cirúrgicos para cirurgia reconstrutiva e colocação de implantes, seguida pela utilização na reconstrução da face média e mandibular, sendo a cirurgia ortognática e craniana os procedimentos mais comuns que utilizam a tecnologia de impressão 3D. Muitos relatam a melhoria da estética após a cirurgia reconstrutiva e uma melhor simetria facial pós-operatória. Além disso, os guias cirúrgicos e o desenvolvimento de modelos pré-cirúrgicos proporcionam uma menor comorbilidade nos locais dadores. No entanto, embora a tecnologia CAD/CAM poupe tempo operacional valioso, o planeamento virtual pré-operatório consome mais tempo. A capacidade do cirurgião para utilizar e compreender o software moderno e os programas informáticos é sempre posta em causa no planeamento da cirurgia. Dito isto, a impressão 3D é uma ferramenta extremamente útil na cirurgia dentofacial. Quando combinada com a habilidade do cirurgião, pode criar resultados extraordinários na zona mais estética do corpo humano.

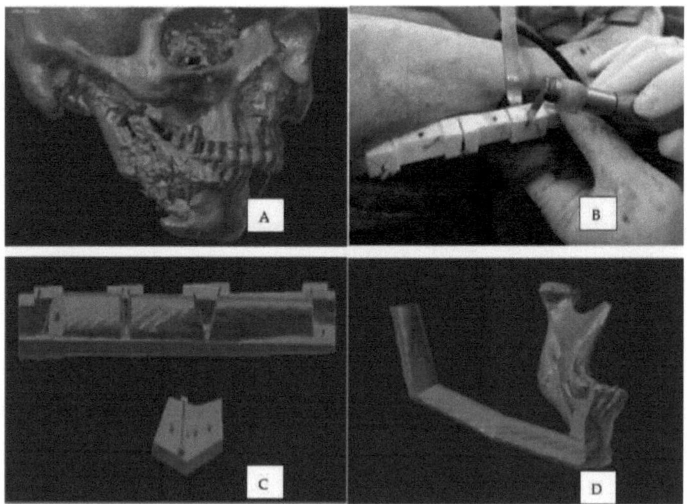

**Figure 3.** (A) CT of skull with osteoradionecrosis (B) 3D printed surgical guides used to guide osteotomies to obtain fibula from patient's leg. (C) Surgical guide with harvested bone. (D) Surgical reconstruction of the jaws using scanning and 3D modelling. Image reprinted with permission from Ganry L et al. [99].

| Surgery/Application | Prosthesis/Treatment Using 3D Printing |
|---|---|
| Mandibular reconstruction | - Two-tiered structure device for mandibular repositioning using FFF. |
| | - 3D surgical modelling using open software for improving precision and reproducibility in mandibular reconstruction with FFF. |
| | - 3D fabrication of guides and templates for mandibular ramus and condyle reconstruction using autogenous costochondral grafts. |
| | - Using an in-house approach for 3D printed customized cutting guides in mandibular reconstruction after cancer using osteocutaneous free flaps. |
| | - Mandibular reconstruction using patient specific mandible reconstruction plates (PSMP) using CAD/CAM fabricated transfer keys. |
| | - Comparison of two types of mandible reconstructive operations with scapula and FFF procedures using 3-D models fabricated from thermoplastic materials and conventional planning surgeries. |
| Mandibular distraction Osteogenesis (MDO) | - 3D fabrication of precise osteotomy guides for mandibular distraction in infants with obstructive sleep apnea. |
| Implants | - Surgical reconstruction of mandibular defect. |
| | - Additively manufactured sub-periosteal jaw implant (AMSJI). |
| Orthognathic Surgery | - Occlusal splint fabrication |
| | - POSG (Personalized orthognathic surgical guide) |
| | - 3D printed models and templates to assist in orthognathic surgery and mandibular contour osteoplasty for treating craniofacial deformities. |
| Temporomandibular Joint reconstruction (TMJ) | - Fabrication of a 3D printed "Melbourne" prosthetic joint for complete TMJ replacement due to end stage osteoarthritis. |
| Facial Asymmetry | - Fabrication of a re-positioning instrument for genioplasty. |
| | - Fabrication of 3D osteotomy guide for correcting hemimandibular hyperplasia. |
| Auto transplantation | - Construction of 3D printed replica of donor mandibular 3rd molar tooth for replacing heavily damaged premolars. |

# RAZÕES PARA O PLANEAMENTO VIRTUAL NA RECONSTRUÇÃO DA CABEÇA E DO PESCOÇO

O CAD/CAM tem sido utilizado para otimizar a reconstrução complexa da cabeça e do pescoço. Exemplos disto incluem a reconstrução da mandíbula e maxila após ressecção oncológica, reconstrução de trauma, reconstrução craniofacial de defeitos congénitos, cirurgia ortognática, cirurgia oculoplástica e alotransplante de tecido composto vascularizado (VCA) [33,35]. O CAD/CAM tem sido um complemento particularmente eficaz para a reconstrução de defeitos segmentares de mandibulectomia e maxilectomia com transferência de tecido ósseo vascularizado e osteocutâneo livre. Num esforço para otimizar a reconstrução da maxila e mandíbula ósseas, os cirurgiões e engenheiros combinaram imagens pré-operatórias com CAD/CAM para criar guias de corte e placas de reconstrução específicas para cada paciente. As guias de corte são fixadas ao perónio e à mandíbula nativa do paciente. São efectuados furos pré-planeados e osteotomias no perónio que se alinham precisamente com as osteotomias da mandibulectomia segmentar. Uma placa de reconstrução mandibular fresada por CNC fixa o retalho de fíbula à mandíbula nativa através de orifícios de parafusos que correspondem exatamente aos orifícios de perfuração pré-planeados criados na mandíbula nativa e no retalho de fíbula. Esta estratégia provou ser particularmente útil em tumores exofíticos, ressecções extensas, ressecções que envolvem a remoção da articulação temporomandibular, ressecções que envolvem a órbita óssea e ressecções no contexto de uma deformidade ou má oclusão pré-existente (34,35). Antes da disponibilidade do planeamento virtual, os cirurgiões reconstrutivos tinham de empregar estratégias menos precisas, como dobrar primeiro uma placa de reconstrução mandibular à volta da mandíbula nativa antes de o cirurgião de ressecção realizar a mandibulectomia. Essa abordagem era satisfatória para casos simples e rotineiros, mas era insuficiente em situações complexas. Por exemplo, a placa de reconstrução mandibular não podia ser dobrada em torno de um tumor protuberante ou exofítico. Como originalmente descrito por Hidalgo, um fixador externo seria primeiro fixado à mandíbula, num esforço para manter o alinhamento da oclusão dentária pré-mórbida. Uma vez removido o tumor, o cirurgião dobrava a placa ao longo do defeito da mandibulectomia com o fixador externo no lugar ou espelhava o lado contralateral usando modelos criados a partir de estudos de filmes radiográficos. Esta abordagem, mesmo nos melhores casos, era complicada, demorada e resultava frequentemente num alinhamento dentário insatisfatório. Em hemi-mandibulectomias extensas ou ressecções mandibulares subtotais que requerem múltiplas osteotomias em cunha de fecho e segmentos ósseos, a existência de múltiplos segmentos aumentava a probabilidade de erro humano e de alinhamento impreciso da reconstrução final, mesmo nas mãos do cirurgião reconstrutivo mais experiente. Para os pacientes que apresentavam má oclusão ou deformidade pré-mórbida, a simples restauração da mandíbula para o estado pré-operatório era insuficiente. A ressecção do tumor e a correção da deformidade na mesma operação, utilizando os métodos tradicionais, era um desafio e resultava frequentemente em resultados imperfeitos, particularmente em ressecções extensas que exigiam múltiplas osteotomias.

# APLICAÇÕES DO VSP- CADCAM NA CIRURGIA CRANIOMAXILOFACIAL

VSP- CAD/CAM é uma nova tecnologia que tem sido descrita para uma série de aplicações cirúrgicas que vão desde o trauma à reconstrução oncológica.

A utilização crescente na reconstrução craniomaxilofacial deve-se, em grande parte, à sua capacidade única de permitir à equipa cirúrgica visualizar e manipular modelos virtuais e estereolitográficos derivados do doente em três dimensões durante a fase de planeamento pré-operatório virtual [48]. Devido aos aperfeiçoamentos no planeamento pré-operatório, muitos estudos, embora limitados, relataram melhores resultados através da avaliação por TC das dimensões de altura e largura reais versus planeadas, volumes, sobreposição de enxertos ósseos e resultados estéticos.

Procedimentos **craniomaxilofaciais / ortognáticos-**

O VSP-CAD/CAM é uma tecnologia útil para tratar anomalias craniofaciais ou deficiências maxilofaciais. Até há pouco tempo, os métodos de imagiologia tradicionais apenas permitiam a obtenção de imagens 2D num único plano para visualizar os locais irregulares e com formas únicas do dador-enxerto e do recetor. Embora vários estudos de imagiologia possam ajudar a formar um plano pré-cirúrgico, os resultados dos movimentos fora do plano de imagiologia não podem ser previstos de forma fiável. Por conseguinte, as reconstruções complexas que requerem correção para aplicações craniofaciais e maxilofaciais podem induzir assimetria, uma vez que os estudos radiológicos tradicionais não conseguem planear movimentos em três dimensões; uma capacidade que o VSP-CAD/CAM oferece. Além disso, guias pré-fabricados para colheita e transplante de autoenxertos, bem como materiais de aloenxertos personalizados (por exemplo, placas pré-curvadas) facilitam a obtenção de um resultado consistente com o plano de reconstrução craniofacial. Nos procedimentos maxilofaciais, o VSP-CAD/CAM elimina várias outras fontes de erro ao planear a correção da linha média, permitindo que o cirurgião tenha em conta a guinada, a inclinação e a rotação naturais da posição da cabeça e avaliando as alturas e larguras; podem ser realizadas manipulações virtuais do modelo do paciente com uma precisão milimétrica para obter um equilíbrio maxilofacial preciso e relações ortognáticas adequadas. As placas de fixação pré-curvadas promovem ainda mais movimentos de translação precisos no intraoperatório, que são pré-planeados no ambiente virtual. Quando comparado com o método "clássico" de construção de talas oclusais intermaxilares em acrílico utilizando modelos de gesso, o VSP-CAD/CAM demonstrou ser superior na avaliação da posição maxilar pós-operatória e da centralidade dos côndilos na articulação temporomandibular.

Trauma-

O VSP-CAD/CAM tem sido utilizado para a reconstrução de lesões faciais traumáticas, incluindo a redução e reparação de fracturas cominutivas da mandíbula e panfaciais. A modelação tridimensional de lesões craniomaxilofaciais facilita a redução intra-operatória precisa de fragmentos ósseos deslocados, enquanto o CAD/CAM produz talas oclusais que permitem uma restauração superior da simetria facial, da aparência e da função, em comparação com as talas colocadas intra-operatoriamente. As áreas avulsionadas ou necróticas podem ser substituídas por enxertos ou cobertas por implantes personalizados. Além disso, a implementação do VSP-CAD/CAM permite a utilização de guias de corte pré-fabricadas para uma maior precisão e uma redução das tentativas e erros na colheita e moldagem de implantes autólogos, ajudando assim a garantir um contacto osso-osso ideal e um resultado estético. As placas de fixação pré-curvadas diminuem o tempo intra-operatório e limitam a extensão da dissecção subperiosteal, minimizando assim a avascularização dos fragmentos ósseos. A utilização de VSP CAD/CAM a partir da apresentação inicial da lesão facial traumática não resulta num aumento do tempo de reconstrução e demonstrou preservar melhor a altura e a largura da face.

**Reconstrução da ATM** - A reconstrução tradicional da articulação temporomandibular (ATM) é uma abordagem em duas fases, que começa com uma artroplastia de fenda seguida de uma TAC pós-operatória para planear a conceção e o fabrico do implante. É então necessário um procedimento subsequente para inserir o implante da ATM pré-concebido. No entanto, o VSP-CAD/CAM permite a reconstrução da ATM numa única fase, uma vez que a simulação da artroplastia do espaço e o pré-fabrico do implante da ATM podem ser efectuados num modelo 3D virtual. O planeamento e a simulação dos movimentos da ATM e a oclusão da mandíbula também podem ser avaliados em modelos estereolitográficos antes da inserção do implante, o que resulta em melhores resultados funcionais e reduz as complicações pós-operatórias.

**Atrofia mandibular** - Numa série de casos de sete pacientes, o VSP-CAD/CAM foi utilizado para reparar defeitos atróficos da crista alveolar mandibular em pacientes após todas as outras modalidades de tratamento terem falhado. Um transplante livre da crista ilíaca foi colhido e anastomosado à artéria e veia toracodorsal na axila. Os enxertos foram retirados três meses mais tarde, após terem desenvolvido uma camada de tecido esbranquiçado sobre o osso, que foi utilizada como membrana mucosa após a fixação na mandíbula. Todos os enxertos se adaptaram à mandíbula como previsto na fase inicial de planeamento pré-reconstrutivo e nenhum implante foi perdido após 7 anos de acompanhamento.

**Ressecção e reconstrução oncológica** - A reconstrução **craniomaxilofacial** usando retalhos livres de fíbula, como descrito pela primeira vez por Hidalgo, tem tradicionalmente dependido da habilidade cirúrgica, julgamento e tentativa e erro intra-operatórios para criar a neomandíbula. A reconstrução da mandíbula e da maxila tem sido, portanto, considerada dependente da curva de aprendizagem, muitas vezes com resultados inconsistentes durante a fase de aquisição de habilidades. Além disso, o planeamento pré-operatório e a comunicação entre as equipas oncológica e reconstrutiva têm sido limitados pela falta de dados relativos à anatomia da lesão, às margens precisas de ressecção e à anatomia do local recetor do enxerto, que, antes da utilização do VSP-CAD/CAM, só são revelados no bloco operatório.

# BIOMATERIAIS UTILIZADOS NA IMPRESSÃO 3D DENTÁRIA

Existem vários métodos de impressão 3D no domínio da medicina dentária]. No entanto, juntamente com estes métodos, o fabrico de materiais dentários em 3D tem sido muito explorado na literatura. Existe uma vasta gama de biomateriais para impressão 3D, tais como hidrogéis, metais, cerâmicas, resinas e termoplásticos. A compatibilidade dos materiais dentários e a sua precisão de reprodução com base na técnica de impressão 3D são apresentadas a seguir

| AM Technology Type | Compatible Dental Materials | Approximate Accuracy * |
| --- | --- | --- |
| Inkjet Printing (IJP) | Low viscosity cell slurries or polymer hydrogels | 35 to 40 μm |
| Polyjet Printing (PJP) | Photopolymers | 20 to 85 μm |
| Multi-Jet-Printing (MJP) | Ceramic, Metal or Plastic | 25 to 35 μm |
| FDM | Acrylonitrile butadiene styrene (ABS), Polyesters, Polypropylene or Polycarbonate | 35 to 40 μm |
| SLA | Ceramics, Acrylate photopolymers or Plastic | 50 to 55 μm |
| SLS | Ceramic, Metal, Thermoplastics or Plastic | 45 to 50 μm |
| Direct Metal Laser Sintering (DMLS) or Selective Laser Melting (SLM) | Cobalt, Titanium, Aluminum, Steel Bronze or Nickel | 20 to 35 μm |
| Colour-Jet Printing (JCP) | Gypsum | 23 to 30 μm |
| Electron Beam Melting (EBM) | Metal, such as titanium | 40 to 50 μm |
| Laminated Object Manufacturing (LOM) | Metal or Plastic | 60 to 70 μm |

* Approximate accuracy indicates how accurate printed models reproduce the anatomy of a patient.

Os hidrogéis têm sido vistos como um dos materiais ideais para a impressão 3D.

Os hidrogéis são polímeros porosos, reticulados, com características hidrofílicas, que lhes permitem reter água. Isto representa uma vantagem, uma vez que se assemelha às características da matriz extracelular nativa (ECM). Além disso, os hidrogéis têm uma elevada capacidade de afinação das suas propriedades biológicas, químicas, mecânicas e reológicas, demonstrando uma caraterística elástica. A capacidade de impressão dos hidrogéis de polímero é definida pela sua viscosidade. Têm de ser suficientemente fluidos para serem ejectados dos bicos e suficientemente viscosos para formarem e suportarem camadas estruturais. Além disso, as propriedades biológicas e mecânicas dos hidrogéis poliméricos podem ser melhoradas quando combinadas com outras abordagens, incluindo interacções iónicas, exposição à luz e estimulação do pH, alargando ainda mais as suas aplicações. Atualmente, estão disponíveis várias combinações de hidrogéis, como os géis foto-reticuláveis, que podem ser gerados ou degradados pela exposição à luz ultravioleta (UV). Os hidrogéis compósitos reforçados ou compósitos poliméricos, que incorporam polímeros naturais ou sintéticos ou redes poliméricas secundárias, como as redes de polímeros interpenetrantes (IPN), são outros exemplos de hidrogéis combinados. Para além dos hidrogéis de origem natural, os hidrogéis sintéticos, incluindo a poliacrilamida (PAM), o poli (etilenoglicol) (PEG), o poli (metacrilato de 2-hidroxietilo) (PHEMA) e o poli (álcool vinílico) (PVA), são utilizados na impressão 3D devido às suas propriedades controláveis em termos de degradação e às suas elevadas características mecânicas.

Polímeros e materiais termoplásticos A impressão 3D baseada em polímeros é o material mais utilizado entre a variedade de opções disponíveis para o fabrico de aditivos. Atualmente, a maioria das impressoras 3D à disposição dos dentistas acomoda uma vasta gama de substâncias poliméricas que são utilizadas no fabrico de implantes dentários, coroas e pontes e outras estruturas de tecido 3D. Entre as técnicas utilizadas para a utilização de resina ou materiais poliméricos na impressão 3D dentária, a fotopolimerização é altamente plausível. Uma vez que a medicina dentária já é um campo que utiliza o processo de fotopolimerização ao manipular materiais compatíveis com o paciente devido à sua facilidade e eficiência de tempo, proporciona vantagens semelhantes em modelos impressos em 3D, tais como melhor resolução de construção, superfícies mais suaves, boas ligações químicas e resistência mecânica. Os materiais poliméricos termoplásticos são amplamente utilizados no domínio da impressão 3D. Estes polímeros são fabricados a partir de filamentos que são aquecidos à medida que são depositados através do bocal, permitindo que os materiais sejam afinados para estruturas específicas. Uma variedade destes materiais, incluindo o ácido poliláctico (PLA), o acrilonitrilo butadieno estireno (ABS), o polipropileno (PP) ou o polietileno (PE) são considerados adequados para a cavidade oral. O PLA tem sido visto como um material mais favorável do que o ABS devido à sua elevada resistência ao impacto e às suas propriedades não tóxicas para a cavidade oral. Mais recentemente, os materiais de filamentos termoplásticos com temperaturas de fusão mais elevadas, como o PEEK (poliéter-éter-cetona) e o PMMA (polimetilmetacrilato), têm sido utilizados na impressão 3D dentária. De um modo geral, uma melhoria nas propriedades de ambos os materiais poliméricos, independentemente da sua forma como resina, pó ou filamento, complementa os avanços na tecnologia de dispositivos para o fabrico de objectos impressos em 3D em medicina dentária.

Cerâmica

As cerâmicas representam outro material comum para abordagens de impressão 3D, especialmente no domínio da medicina dentária protética. As cerâmicas são frequentemente utilizadas em SLA e SLS, em que pó cerâmico específico ou cerâmicas pré-sinterizadas são direccionadas para criar uma ligação forte. Os estudos também demonstraram que a incorporação de fases minerais de cálcio e fosfato, como a hidroxiapatite e o fosfato β-tricálcico, confere às cerâmicas a capacidade de formar um microambiente biocompatível. Isto pode ainda permitir que as cerâmicas desenvolvam interacções célula-a-célula e promovam a diferenciação e proliferação celular, tornando-as favoráveis para aplicações craniofaciais [39,40]. No entanto, devido aos desafios presentes no pós-processamento para alta densidade, o pó cerâmico só pode desenvolver estruturas porosas através de SLS. Além disso, as próprias técnicas de fabrico aditivo criam limitações, uma vez que a sinterização da cerâmica pode levar a uma contração anisotrópica e o fabrico leva a efeitos de degraus nas superfícies. Assim, a impressão 3D para restaurações de cerâmica tem sido limitada, sendo apenas vista em investigação [41].

Metais

O metal é outro material comum utilizado na medicina dentária. A sua popularidade tem sido ainda mais vista no domínio da impressão 3D, principalmente na utilização de SLS. Na medicina dentária, os materiais metálicos considerados incluíam o titânio, o cobalto-crómio (CoCr) e as ligas de níquel. No entanto, os investigadores já não consideram a liga de níquel, especificamente o níquel-cromo (NiCr), como um material adequado para próteses dentárias devido a possíveis reacções alérgicas ao níquel na cavidade oral. Tal como a cerâmica, o fabrico de próteses dentárias metálicas utilizando SLS resultou em estruturas porosas e levou à utilização de diâmetros e forças laser variáveis. A investigação recente conduziu a melhorias adicionais das técnicas de SLS, tais como a inclusão de vácuo durante os processos de fabrico de próteses dentárias metálicas [40,42]. O titânio e o CoCr são materiais metálicos altamente favoráveis para próteses dentárias impressas em 3D. Devido às suas propriedades físicas únicas, incluindo níveis favoráveis de resistência e ductilidade, as ligas de titânio, especificamente Ti6Al4V, demonstraram a sua capacidade como próteses maxilofaciais em vários ensaios clínicos. Em comparação com outros materiais metálicos, a liga de CoCr apresenta menor densidade, maior dureza e boa resistência à corrosão e características de ligação à porcelana. Os materiais de CoCr fabricados por SLS têm uma maior capacidade de ligação à porcelana em comparação com os materiais de CoCr fabricados por fresagem suave. Estas propriedades indicam ainda a boa estabilidade da liga na cavidade oral e a tolerância a cargas, representando um material preferido para próteses dentárias impressas em 3D em aplicações a longo prazo. Além disso, a utilização da sinterização direta de metal a laser (DMLS) na liga de CoCr para produzir próteses dentárias demonstrou a eliminação de problemas presentes durante a fresagem da liga de CoCr, incluindo a contração dos materiais de CoCr durante a fundição. Conclui-se ainda que a liga de CoCr fabricada a partir de técnicas de impressão 3D demonstra uma maior biocompatibilidade na cavidade oral do que outros materiais metálicos, como a liga de NiCr, utilizados como alternativas à liga de ouro em próteses dentárias. Além disso, estudos in vitro demonstraram que os materiais de CoCr fabricados por SLM ainda apresentavam um espaço marginal clinicamente aceitável entre as estruturas de cerâmica e metal e uma resistência de ligação metal-cerâmica mesmo após a cozedura da cerâmica. Este facto destaca ainda mais a liga de CoCr como um material promissor para próteses dentárias impressas em 3D utilizando técnicas de impressão 3D, como a SLM Existem vários métodos e materiais de impressão 3D que podem ser utilizados habitualmente em contextos clínicos. As cerâmicas, como a zircónia, e as ligas metálicas, como o CoCr, representam materiais ideais para formar próteses dentárias em 3D através de SLA ou SLM.

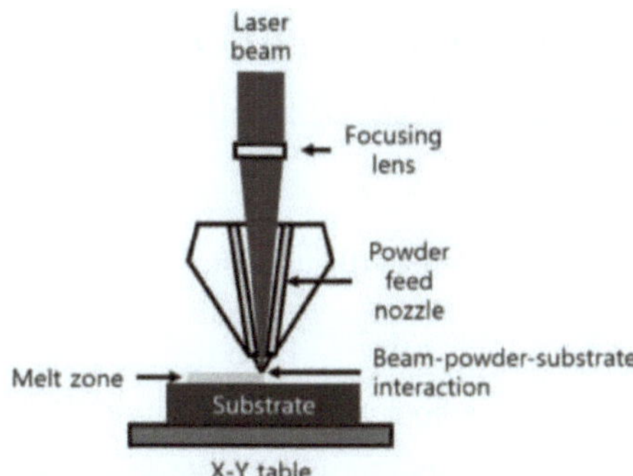



**Fig. 6** Laser engineered net shaping schematic

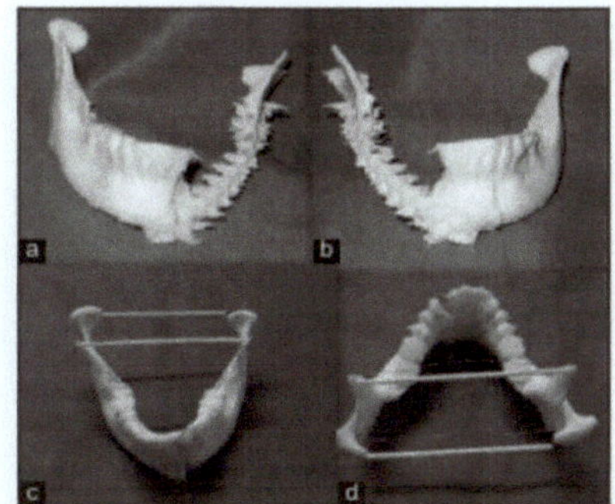



**Figure 3:** Case 1- Mirror image used to reconstruct the entire normal mandible (a) Right normal hemi-mandible model (b) Left hemi-mandible model created using mirror image principle (c) Both the halves joined to form the entire normal mandible, determined by the intercondylar distance (d) Stereolithography; complete mandible model

# PLANEAMENTO VIRTUAL E MODELAÇÃO RÁPIDA DE PROTÓTIPOS PARA RECONSTRUÇÃO DA CABEÇA E DO PESCOÇO

## Introdução à conceção e fabrico assistidos por computador (CAD/CAM)

Cada vez mais, os cirurgiões reconstrutivos estão a utilizar tecnologias de planeamento virtual e de impressão 3D para melhorar os resultados dos seus pacientes. O planeamento virtual e a impressão 3D, também conhecidos como modelação rápida de protótipos (RPM), incorporam o desenho assistido por computador (CAD) e o fabrico assistido por computador (CAM) para criar rapidamente um objeto tridimensional a partir de dados digitais. O desenho assistido por computador é a utilização de software informático, como o AutoCAD ou o Solidworks 3D, para ajudar na criação, modificação, análise ou otimização de um desenho. No caso da modelação médica, o modelo inicial é frequentemente criado a partir de imagens de tomografia computorizada (TC) digital de um doente. O CAD permite que um projetista explore ideias de design e visualize conceitos através de representações digitais fotorrealistas [46]. O modelo CAD é depois introduzido num software de fabrico assistido por computador. CAM é a utilização de software informático para controlar máquinas-ferramentas, como uma impressora 3D ou um berbequim rotativo, no fabrico de objectos físicos.

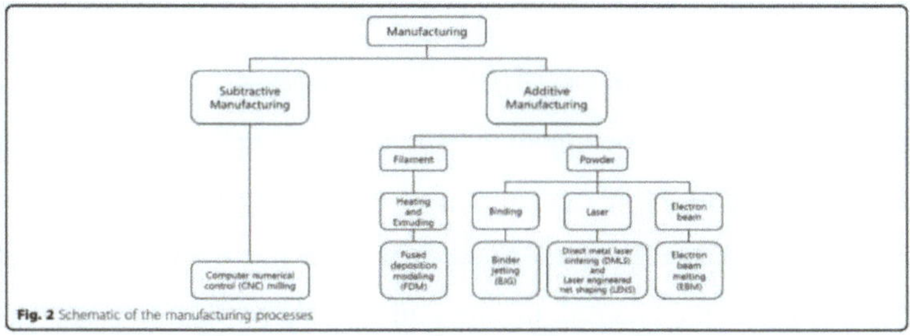

**Fig. 2** Schematic of the manufacturing processes

O objeto físico é também conhecido como "peça de trabalho", que é definida como uma peça de metal ou outro material que está em processo de ser ou foi efetivamente cortada ou moldada por uma ferramenta manual ou máquina. Os dois métodos CAM mais comuns são o "fabrico aditivo" e o "fabrico subtrativo". O fabrico aditivo é sinónimo de impressão 3D, em que um objeto sólido tridimensional pré-concebido é gerado a partir de um ficheiro digital através da colocação de camadas sucessivas de material. Existem quatro tipos principais de tecnologias de impressão 3D:

1. fusão selectiva a laser

2. Modelação por deposição fundida

3. Jato de ligante

4. Bioimpressão

A fusão selectiva a laser ou sinterização envolve a fusão camada a camada de pó metálico fino com um laser para criar uma forma.

Na modelação por deposição fundida, um filamento de plástico ou um fio de metal é desenrolado de uma bobina, derretido e extrudido de um bocal em camadas para criar uma forma.

O jato de aglutinante, leito de pó ou impressão 3D a jato de tinta, envolve a deposição sucessiva, camada a camada, de material aglutinante líquido seguido de uma fina camada de pó para criar uma forma sólida.

A bioimpressão utiliza a deposição camada a camada de células, matriz e nutrientes num suporte biocompatível para criar estruturas tridimensionais semelhantes a tecidos. O fabrico subtrativo é um processo pelo qual os objectos 3D são construídos através do corte sucessivo de material a partir de um bloco sólido de material, tal como um escultor cria uma estátua a partir de um bloco de pedra. O fabrico subtrativo moderno é normalmente realizado com maquinagem de controlo numérico computorizado (CNC). As máquinas CNC são dispositivos electromecânicos que manipulam máquinas-ferramentas utilizando dados introduzidos por computador. As fresadoras CNC são o tipo mais comum de máquina CNC atualmente em uso, envolvendo a utilização de ferramentas de corte rotativas para remover o excesso de material. As máquinas CNC avançadas podem mover uma peça de trabalho em torno das ferramentas de perfuração rotativas em vários eixos para criar a forma tridimensional desejada. As novas tecnologias de maquinagem CNC subtractiva incluem maquinagem eléctrica ou química, máquinas de corte a laser, máquinas de corte a plasma e tecnologia de corte por jato de água.

## TRANSFERÊNCIA ELECTRÓNICA DE DADOS E PLANEAMENTO VIRTUAL

Para que o CAD/CAM seja prático no contexto clínico, o processo de planeamento pré-operatório deve ser eficiente em termos de tempo para todas as partes envolvidas. A preparação para estas cirurgias envolve vários passos discretos, e as exigências logísticas adicionais deste processo de planeamento pré-operatório contribuíram para a resistência de alguns cirurgiões à incorporação da RPM nas suas práticas. O primeiro passo requer que o doente seja submetido a uma TAC do esqueleto facial

protocolada com cortes axiais "finos" (por exemplo, cortes >1,5 mm). Não
é absolutamente necessário digitalizar também o osso do local doador
individual (por exemplo, fíbula ou escápula), uma vez que pode ser
utilizado um osso doador médio anatómico para criar as guias de corte [50]
. Em vez de esperar pela consulta inicial presencial com o doente, o
cirurgião reconstrutivo pode acelerar ainda mais o processo de
planeamento, antecipando as imagens de TC adicionais necessárias e
solicitando que estes estudos sejam concluídos o mais cedo possível, antes
da visita do doente ao consultório. Se for feita a opção de subcontratar um
fornecedor de RPM, os dados de imagiologia específicos da patente devem
ser entregues à empresa, mantendo a confidencialidade do doente. A
transferência física dos dados para o fornecedor num dispositivo de
armazenamento, como uma unidade ou disco, é ineficiente e prolonga
desnecessariamente o processo de RPM. É preferível utilizar um "servidor
na nuvem" de partilha de imagens médicas protegido do doente que possa
fazer a interface direta e receber ficheiros do sistema de registo médico
eletrónico (EMR) do doente. As imagens podem ser exportadas
diretamente do sistema de arquivo e comunicação de imagens (por
exemplo, PACS), um processo que demora cerca de 10-15 minutos. Uma
vez exportadas para o servidor na nuvem, o cirurgião partilha as imagens
com o fornecedor de RPM. O fornecedor de RPM pode então descarregar
imediatamente os dados do doente do servidor na nuvem para o seu
software CAD, em preparação para uma sessão de planeamento virtual
cirúrgico. A sessão de planeamento para estas cirurgias é normalmente
realizada através de um webinar em direto, no qual o cirurgião de
ressecção, o cirurgião de reconstrução e um bioengenheiro comunicam em
tempo real utilizando uma solução de videoconferência disponível no
mercado. É imperativo que não só o cirurgião reconstrutivo, mas também o

cirurgião de ressecção participem na sessão de planeamento para minimizar a probabilidade de alterações intra-operatórias da ressecção planeada no dia da cirurgia. Durante a sessão de planeamento, é discutida a orientação específica da reconstrução, incluindo a localização das osteotomias da zona recetora e da zona dadora, o pedículo vascular e a lateralidade da zona dadora. São também determinados os parâmetros de design específicos da placa de reconstrução específica do doente, incluindo a espessura da placa, o comprimento da placa, as posições dos orifícios dos parafusos, a distância entre os orifícios dos parafusos e a angulação dos parafusos

## CRIAÇÃO DE MODELOS CAD/CAM, GUIAS DE CORTE E PLACAS DE RECONSTRUÇÃO

Uma vez concluída a sessão de planeamento, segue-se o processo CAD/CAM de criação das guias de corte, dos modelos do maxilar e da placa de reconstrução específica do doente. Antes da impressão 3D, um engenheiro passa 5-6 horas a desenvolver os modelos CAD. Após o desenvolvimento dos modelos CAD, segue-se o processo CAM. O fornecedor da RPM utiliza um processo designado por "selective laser scintering" (SLS) para imprimir em 3D as guias de corte do perónio e da mandíbula. A técnica de impressão 3D SLS utiliza um laser de $CO_2$ para fundir pequenas partículas de nylon/poliamida em pó, digitalizando secções transversais na superfície de um leito de pó de nylon/poliamida, construindo um modelo altamente durável, uma camada de cada vez [41]. A impressão SLS das guias de corte da fíbula e da mandíbula requer 18-24 horas. Os modelos da mandíbula ou do crânio/maxila superior são produzidos utilizando um processo de impressão 3D líquido denominado estereolitografia (SLA) ou "impressão em resina". Na técnica de impressão 3D SLA, um laser ultravioleta é focado numa cuba de resina de fotopolímero para solidificar fotoquimicamente a forma da mandíbula na superfície da resina, camada a camada, à medida que uma plataforma elevadora desce uma distância igual à espessura de uma única camada do desenho [42]. Este processo de impressão 3D SLA demora cerca de 10 horas para um modelo de mandíbula e 24-36 horas para um modelo de crânio superior e maxila. Coincidentemente com este processo de impressão 3D, a maquinação CNC da placa de reconstrução específica do doente está a ser realizada pelo fabricante da placa. A codificação do desenho na máquina de fresagem CNC requer até 8 horas, dependendo da complexidade do desenho.

A primeira fase de fresagem da placa a partir do bloco de titânio requer 4-5 horas. A placa fresada é então cortada do bloco de titânio restante na mesa de trabalho e passa por mais 4-5 horas de rebarbação e anodização. Está então pronta para ser enviada durante a noite para o hospital, onde é esterilizada para a cirurgia. Assim, o tempo total necessário para o fabrico e envio das guias de corte, modelos e placas de reconstrução é de 3-4 dias.

À luz disto, o planeamento cirúrgico virtual e o CAD/CAM podem ser mais adequados para tumores benignos de crescimento lento do que para um carcinoma de crescimento rápido, particularmente para um cirurgião reconstrutivo que esteja a adotar inicialmente esta tecnologia na prática. Na ausência de uma estratégia expedita de transferência de dados entre o fornecedor de EMR e RPM e de um fornecedor de RPM eficiente, esta tecnologia não deve ser utilizada se resultar num atraso da ressecção e reconstrução do tumor. Por conseguinte, o VSP e o CAD/CAM podem ser utilizados em todos os casos, desde que o cirurgião esteja atento ao planeamento dos próximos casos de retalho ósseo e utilize uma estratégia eficiente de transferência eletrónica de dados e fornecedores de RPM capazes e fiáveis.

## **PROCESSO OPERATIVO DE IMPRESSÃO**

Fluxo de trabalho digital desde o diagnóstico clínico até ao tratamento A medicina dentária digital é um termo genérico para várias tecnologias digitais, tais como a utilização de scanners intra-orais precisos, auxiliares de imagiologia 3D, software CAD/CAM e impressoras 3D que podem melhorar e aumentar a eficiência em comparação com as técnicas analógicas tradicionais, tais como moldagem, imagiologia 2D e técnicas convencionais de fabrico subtrativo. Estas tecnologias podem ser incorporadas em muitas fases do fluxo de trabalho processual e podem ser utilizadas em combinação com métodos tradicionais. O planeamento virtual está a ser cada vez mais utilizado em conjunto com a impressão 3D durante a fase pré-tratamento/pré-cirúrgica para melhorar os resultados do tratamento dos doentes

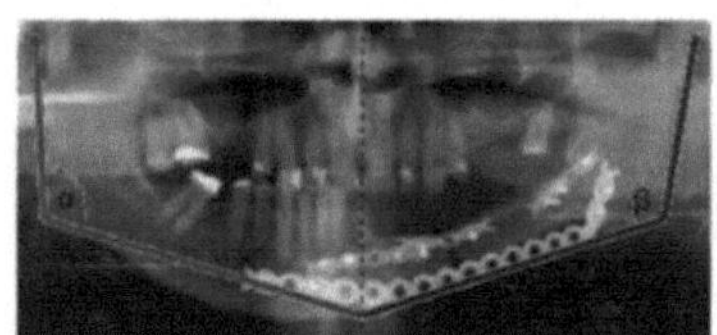

Fig. 3 Symmetry measurement of the reconstructed mandible using image analysis. The mandibular contours from both the reconstructed (blue) and unaffected sides (red) were traced. The absolute value of the area contained between two angle α and β is defined as the differential angle (Color figure online)

O processo de planeamento virtual começa com uma captura precisa da anatomia de um doente utilizando scanners intra-orais 3D. Embora os diferentes scanners intra-orais possam variar em termos de desempenho, foi demonstrado que é possível obter uma precisão clinicamente aceitável de forma consistente. Em alternativa, os modelos tradicionais de impressões/gesso podem ser enviados para laboratórios dentários e digitalizados com scanners ópticos de secretária. Os dados do doente obtidos pelos scanners podem então ser transferidos para software CAD para planeamento do tratamento e desenho digital de modelos 3D. O software dentário atual pode utilizar interfaces altamente visuais e processos de desenho familiares para configurações virtuais, como o desenho de sorrisos. Após a conceção do tratamento, os modelos 3D podem ser exportados para fabrico com facilidade utilizando software CAM e, subsequentemente, enviados para uma impressora 3D. Ao trabalhar em conjunto com a precisão dos modelos 3D digitais, as impressoras 3D podem ser utilizadas por clínicas e laboratórios para criar uma variedade de produtos para tratamento, tais como próteses, guias e talas cirúrgicas, alinhadores, retentores e maquetas

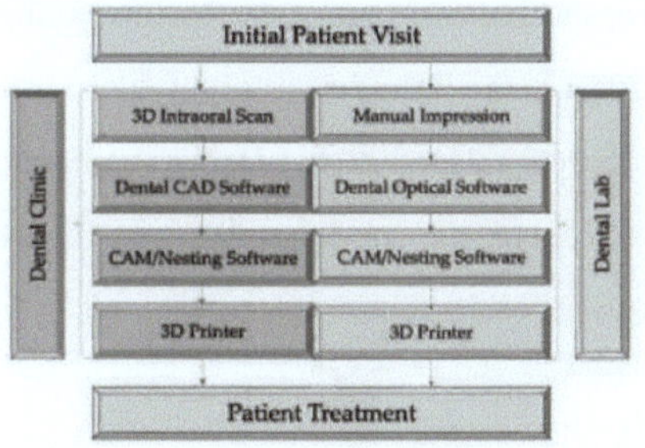


Atualmente, a disponibilidade de várias técnicas e máquinas de impressão permite uma vasta gama de aplicações da impressão 3D, tanto na indústria como na medicina. Contudo, na medicina dentária, os métodos de impressão 3D mais utilizados incluem a estereolitografia (SLA), a modelação por deposição fundida (FDM), a sinterização selectiva por laser (SLS) e o processamento digital de luz (DLP)

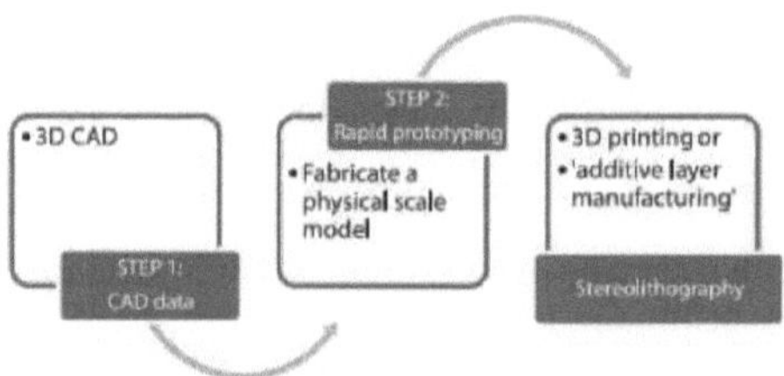

Step 1: CAD generation.[1,2]

A estereolitografia (SLA/SLG) é um processo de impressão 3D que utiliza espelhos e, através da sua motorização, move seletivamente um feixe de luz ultravioleta (UV) para fundir superfícies que contêm resina líquida fotorreactiva [15]. Os métodos baseados na extrusão baseiam-se num depósito contínuo (sem gotículas) de material expelido do bocal por forças pneumáticas ou mecânicas, criando construções 3D à escala centimétrica [16]. A FDM é uma técnica de impressão baseada na extrusão, na qual os materiais termoplásticos são submetidos a fusão para desenvolver filamentos que são depositados para fabricar os objectos desejados [17]. São utilizados para a impressão rápida e de baixo custo de modelos básicos menos complexos que são normalmente maquinados.

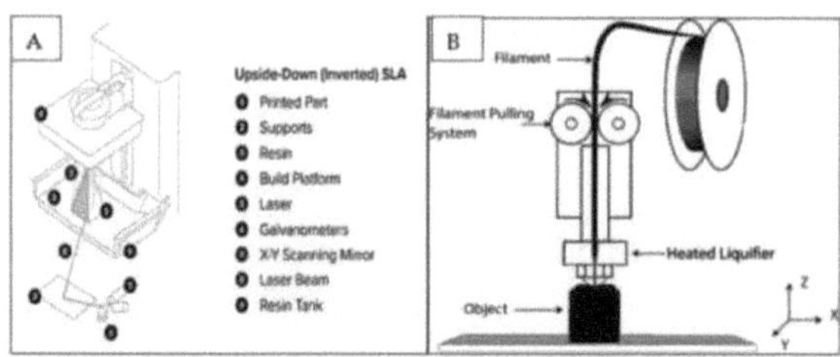

Figure 2. (A) Prototype representations of Stereolithography (SLA/SLG) 3D printing method, adapted from the *dental.formlabs* website [18] and (B) Fused deposition modelling (FDM) printing technique. Image reprinted with permission from Carneiro et al. [17].

A sinterização selectiva a laser (SLS) utiliza um laser pulsado de alta potência para fundir partículas de polímeros termoplásticos (ou metal, cerâmica e vidro). Cria camadas de superfície que serão actualizadas utilizando um rolo ou uma lâmina. De seguida, um rolo ou lâmina refresca cada camada de superfície sinterizada utilizando material em pó. Uma vantagem dos modelos impressos em 3D utilizando SLS é que são de natureza termoplástica e podem ser autoclavados, pelo que podem ser manuseados com segurança durante os tratamentos dentários. O processamento digital de luz (DLP) utiliza um conceito semelhante ao SLG para criar impressões em 3D; no entanto, em vez de um conjunto de espelhos em movimento, um dispositivo digital de microespelhos cria a imagem UV transversal. Na medicina dentária, a utilização de resinas fotocuráveis é altamente adequada e a DLP utiliza este aspeto para o fabrico de objectos 3D de camada única utilizando luz UV ou branca. As propriedades finais da impressão podem ser modificadas conforme desejado através da simples manipulação das características da resina

| Type of Printing Technique | Advantages | Disadvantages |
|---|---|---|
| SLA | - Adaptable to variable material selection<br>- Highest resolution and accuracy<br>- Suitable for fine details and functional prototyping | - High cost per part<br>- Complex post processing<br>- Biohazardous materials are used<br>- The final part is mechanically and vertically weak<br>- High maintenance laser |
| SLS | - Low cost for parts<br>- Mechanical properties maintained for functional prototyping,<br>- Wide range of materials | - Polymer must be in powder<br>- Not suitable for large parts<br>- Designs with thing walls (<1 mm) have difficulty for print<br>- High maintenance due to potential hazard |
| DLP | - Simple components for the machine<br>- One of the smoothest finishes on parts is created by DLP | - Larger parts would have lower resolution<br>- Not suitable for surgical guides requiring high accuracy<br>- Resolution only increases if the available build area is limited, (only visible on highly detailed models) small vertical voxel lines are created |
| FDM | - Low cost<br>- No flammable material hence no risk of explosion<br>- Suitable for complex structures<br>- Wide range of materials | - Low accuracy and resolution<br>- Parts would need smoothening process after the print |

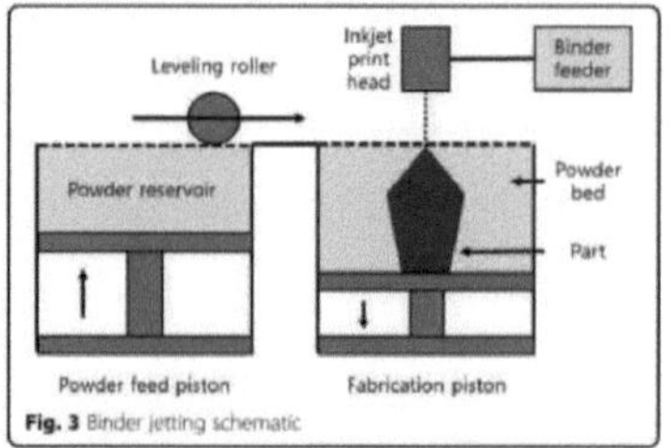


**Fig. 3** Binder jetting schematic

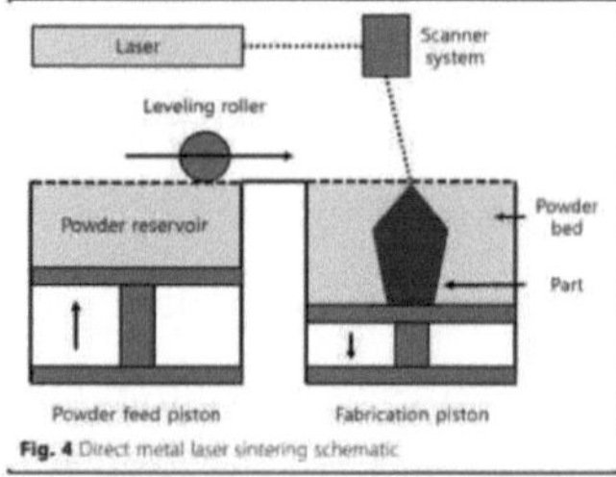


**Fig. 4** Direct metal laser sintering schematic

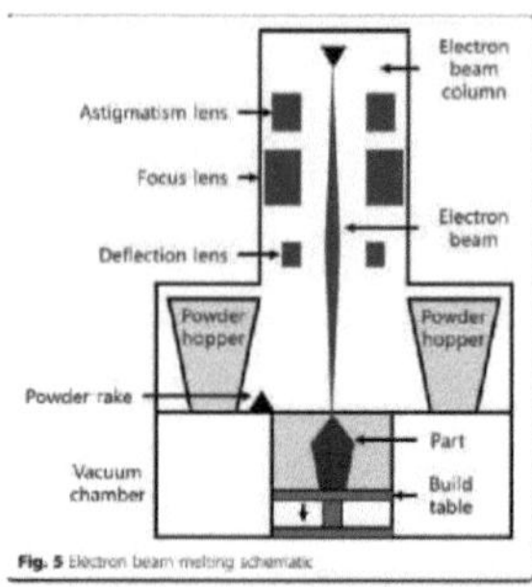


**Fig. 5** Electron beam melting schematic

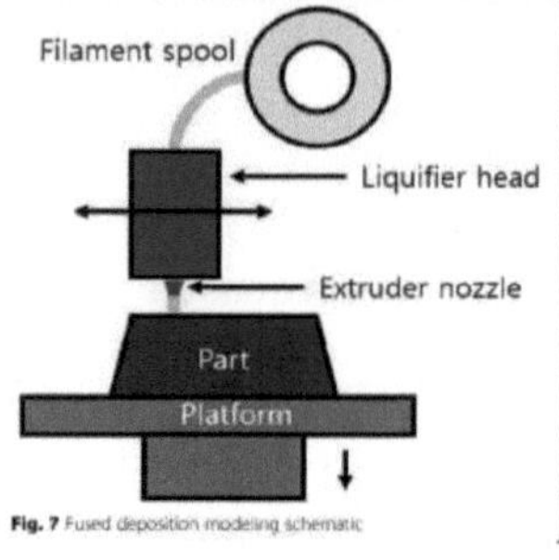


**Fig. 7** Fused deposition modeling schematic

# METODOLOGIA DE IMPRESSÃO CADCAM EM CIRURGIA CRANIOMAXILOFACIAL

A cirurgia craniomaxilofacial assistida por computador baseia-se em quatro fases específicas e bem descritas, que são todas necessárias para obter resultados previsíveis: planeamento, modelação, cirurgia e avaliação [36, 37].

## A PRIMEIRA FASE ( PLANEAMENTO )

Começa com uma tomografia computorizada (TC) de alta resolução do esqueleto craniofacial e dos possíveis locais doadores (por exemplo, extremidades inferiores), se considerado necessário. É efectuada uma reconstrução em 3D das imagens de TC e depois enviada para a empresa de modelação pretendida. É então realizada uma teleconferência via Internet entre as equipas cirúrgicas e um engenheiro biomédico para permitir a participação a partir de locais remotos. Durante esta fase, a ressecção e a reconstrução são virtualmente planeadas, com parâmetros-chave que incluem margens de ressecção, osteotomias, colocação do enxerto ósseo vascularizado na reconstrução oncológica, redução precisa dos segmentos ósseos fracturados em lesões traumáticas e o movimento virtual faseado dos maxilares em procedimentos ortognáticos

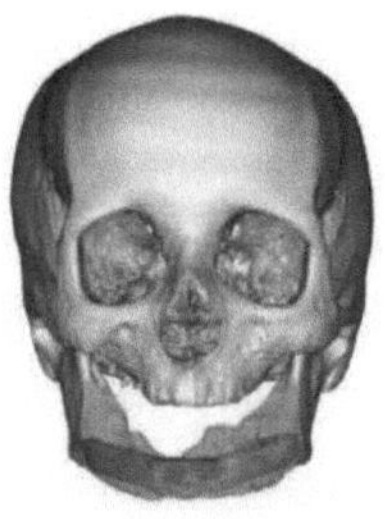

Figure 1. Overlay of the planned reconstruction with the native diseased mandible after virtual planning of the reconstruction.

## A FASE DE MODELAÇÃO

Com base no plano cirúrgico virtual. São fabricados modelos estereolitográficos da área do esqueleto craniomaxilofacial de interesse, juntamente com guias de corte específicos tanto para a ressecção como para o enxerto ósseo vascularizado que será utilizado para a reconstrução óssea oncológica (por exemplo, fíbula), se indicado. Nos procedimentos ortognáticos, a pré-dobragem das placas permite a translação exacta dos segmentos osteotomizados para avanço/recuo e a execução precisa do plano pré-operatório (por exemplo, LeFort I, Osteotomia Sagital Bilateral Dividida). Na reconstrução oncológica, isto também permite o fabrico de uma placa de reconstrução ou de um modelo de dobragem de placas; os guias e modelos específicos podem ser adaptados à preferência do cirurgião e os modelos estereolitográficos podem ajudar a criar placas pré-dobradas antes da reconstrução [39,40]

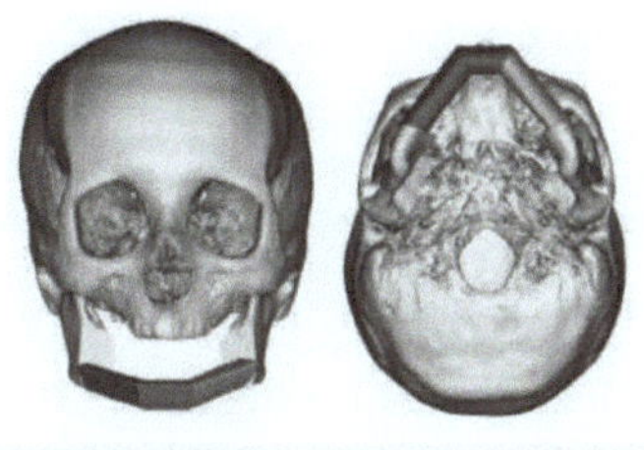

Figure 3. Positioning of the designed neomandible adjusted to optimize bony contact and restore the anticipated mandibular defect. Note the osseous segments to be produced via guided cuts of the free fibula graft.

## DURANTE A FASE DE CIRURGIA

Os modelos de dobragem de placas e a pré-dobragem de placas também aceleram o passo de fixação. As osteotomias são efectuadas na mandíbula ou maxila com base nas guias de corte, normalmente após a fixação maxilomandibular. No caso da reconstrução oncológica, o retalho ósseo colhido é também cortado e osteotomizado in-situ com base nas guias de corte e, normalmente, fixado à placa de reconstrução antes de a unidade composta ser fixada no defeito maxilofacial/mandibular. Com a base óssea restaurada, a reconstrução dos tecidos moles pode ser efectuada em sinergia

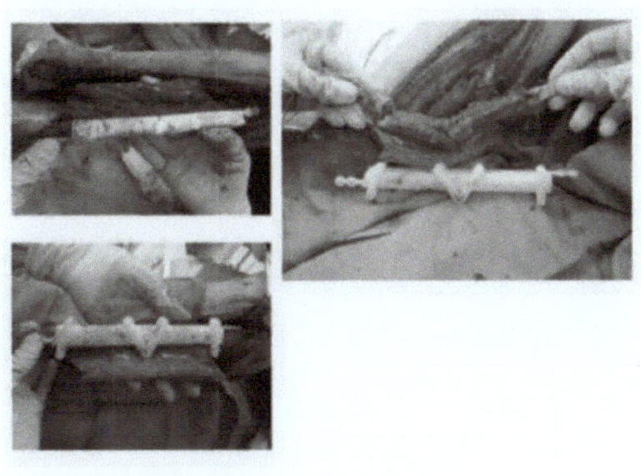

Figure 4. Intraoperative placement of osteotomy guide to fibula facilitating guided cuts for the neomandible.

## A FASE DE AVALIAÇÃO

Começa no período pós-operatório, com a repetição de uma tomografia

computorizada de alta resolução, com base no mesmo protocolo pré-operatório. Embora o método de avaliação varie de instituição para instituição, uma TAC pós-operatória permite uma avaliação quantitativa dos resultados cirúrgicos e pode complementar as avaliações subjectivas do cirurgião e do doente sobre a função oral e maxilofacial restaurada. Os modelos 3D dos resultados pós-operatórios são sobrepostos ao plano pré-operatório para determinar a exatidão e o sucesso da reconstrução, incluindo o ângulo mandibular real e as margens de contacto ósseo, para além da exatidão do plano VSP-CAD/CAM, incluindo: sobreposição do segmento ósseo (repetibilidade) e desvio médio do serviço, posicionamento geral, diferenças no local da osteotomia e sobreposição da placa reconstrutiva. Os parâmetros clínicos podem então ser correlacionados na fase de avaliação com parâmetros funcionais, incluindo a oclusão, a mastigação e a fala, para além do resultado estético global e da satisfação do paciente.

# CONSIDERAÇÕES PRÁTICAS AQUANDO DA UTILIZAÇÃO DE CAD/CAM NA RECONSTRUÇÃO DA MANDÍBULA

Existem algumas modificações na técnica de colheita do retalho do perónio quando são utilizadas guias de corte CAD/CAM e placas de reconstrução. SDC1-3 É ideal que os cirurgiões de cabeça e pescoço e reconstrutivos realizem a mandibulectomia em conjunto para garantir o alinhamento correto das guias de corte. Antes de realizar as osteotomias de ressecção mandibular, a mandíbula nativa é pré-perfurada através de portas de guia de perfuração integradas nas guias de ressecção que estão orientadas em relação aos orifícios dos parafusos na placa de reconstrução. Normalmente, é utilizado o perónio contralateral à mandibulectomia. Isto orienta o pedículo vascular e a fíbula proximal posteriormente no defeito de mandibulectomia segmentar, a ilha de pele intra-oral e a superfície lateral da fíbula à qual a placa de reconstrução será fixada externamente (ou seja, por vestibular em vez de lingual). Nas ressecções em que é necessária uma ilha de pele extra-oral em vez de intra-oral, a fíbula ipsilateral é geralmente colhida. Uma colheita da fíbula ipsilateral orienta a ilha de pele extra-oral, enquanto continua a orientar o pedículo vascular e a fíbula proximal posteriormente no defeito de mandibulectomia segmentar e a superfície lateral da fíbula externamente. Se for preferível uma orientação anterior em vez de posterior do pedículo, a fíbula ipsilateral é colhida. Isto orientará a ilha de pele intra-oral, o pedículo e a fíbula proximal anteriormente e a superfície lateral da fíbula externamente. Algumas das razões para orientar o pedículo anteriormente incluem a colheita prévia da fíbula contralateral, um defeito mandibular muito posterior ou a necessidade de utilizar vasos receptores no pescoço contralateral. Uma localização anterior do pedículo para um defeito muito posterior da mandíbula tem a vantagem de evitar a

dobra do pedículo entre a fíbula e os tecidos moles do pescoço posterior.
Quando se planeia uma localização anterior do pedículo, particularmente se
o defeito mandibular envolver a sínfise ou parassínfise, existe uma maior
possibilidade de ser necessário um enxerto venoso de interposição para
alcançar a veia jugular interna ipsilateral

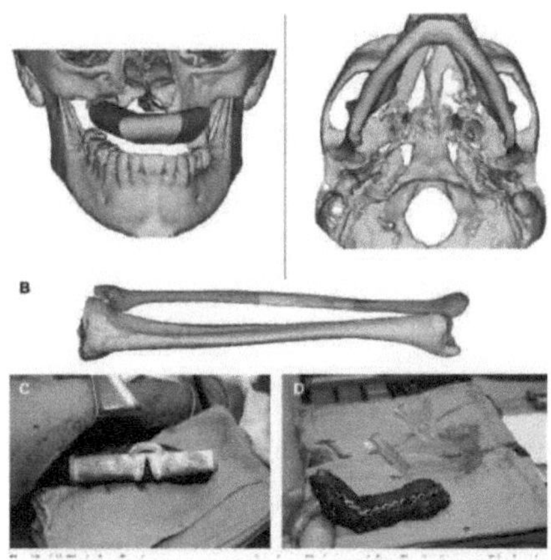

Fig. 12. (A) Fibula free flap harvest to reconstruct a hemimandibulectomy defect. Shaping is accomplished at the leg while the flap continues to be perfused. The fibula bone is cut according to the length of the template. The template can be held in place with a Kocher clamp. A wedge of bone is removed from the center of the fibula according to the plan to replicate the patient's gonial angle. (B) SLA model is fabricated to permit off field adaptation of the reconstruction plate. Shaped fibula matches the reconstructive plan. (C) Cutting template is positioned on the fibula, which sets the length of bone for the planned reconstruction. The middle cut-out sets the angle and amount of bone that needs to be removed for an accurate closing osteotomy. (D) Shaped and plated fibula flap. Stereolithographic model of the planned operation adjacent to the shaped flap, demonstrating concordance between the planning and the operation.

# CONSIDERAÇÕES PRÁTICAS AQUANDO DA UTILIZAÇÃO DE CAD/CAM NA RECONSTRUÇÃO MAXILAR

O planeamento virtual pode ser extremamente útil na reconstrução de defeitos extensos de maxilectomia, especialmente quando os pontos de referência anatómicos no terço médio da face se perdem após a ressecção do tumor, impedindo uma estimativa precisa do contorno original do terço médio da face. Foram propostos vários esquemas de classificação e abordagens algorítmicas para os diferentes tipos de defeitos de maxilectomia[26]. Do ponto de vista da reconstrução, os defeitos de maxilectomia que requerem osso dividem-se geralmente em dois subgrupos principais: maxilectomias que carecem principalmente de um componente horizontal e maxilectomias que carecem principalmente de um componente vertical. As ressecções horizontais são caracterizadas por defeitos que cruzam a linha média, comprometem a convexidade facial, prejudicam o suporte do nariz e criam uma fístula oronasal grande e bilateral. As ressecções verticais são caracterizadas por defeitos que tendem a ser unilaterais, criam uma fístula oronasal unilateral e removem o rebordo e o pavimento orbitais, levando a ectrópio, enoftalmo e distopia. O planeamento virtual pode atenuar o risco de orientar incorretamente o stock ósseo mais robusto para longe da localização pretendida para futuros implantes dentários. No entanto, embora a crista medial e lateral da escápula possa ser incluída com o retalho da escápula ou possam ser projectados vários segmentos da crista ilíaca, o retalho da fíbula é geralmente mais adequado para reconstruções que exijam formas complexas com várias osteotomias em cunha de fecho. O planeamento virtual com CAD/CAM tem sido mais descrito para retalhos de fíbula livres para defeitos de maxillectomia. Para recriar o contorno da face média, estas reconstruções requerem frequentemente osteotomias para criar reconstruções de fíbula de 3-5 segmentos, orientadas em três vectores de dimensões num espaço relativamente apertado. O desalinhamento da reconstrução, mesmo que seja de poucos milímetros, torna-se facilmente evidente até mesmo para o observador casual, uma vez que uma maxilectomia envolve as características faciais mais definidoras de um paciente, incluindo o nariz, o lábio superior e o olho. À luz das exigências técnicas das reconstruções de maxilectomia, o planeamento virtual provou ser tremendamente vantajoso [47]

## VANTAGENS E DESVANTAGENS DO PLANEAMENTO VIRTUAL NA RECONSTRUÇÃO DA CABEÇA E DO PESCOÇO

Existem muitas vantagens em utilizar o planeamento virtual e a RPM para a reconstrução da cabeça e do pescoço, incluindo a assistência no planeamento cirúrgico, a poupança de tempo operatório e o aumento da precisão na reconstrução microcirúrgica da cabeça e do pescoço [43] Os cortes maquinados CNC multieixos das placas de reconstrução maxilar e mandibular são geralmente mais precisos do que o que é possível fazer à mão, criando placas de reconstrução com uma precisão de centésimos de milímetro. O planeamento prévio das osteotomias mandibulares ou maxilares e a utilização de guias de corte específicas para cada paciente permitem a remoção de osso facial suficiente, mas não demasiado, o que resulta em resultados funcionais e estéticos superiores. Por exemplo, no caso de um tumor posterior que envolva o ramo mandibular, a utilização de um gabarito de corte específico do paciente e de uma placa fresada pode poupar o ramo suficiente para preservar a articulação temporomandibular.

O espaçamento dos orifícios de uma placa fresada pode ser reduzido para 5 mm em relação ao espaçamento de 8 mm de uma placa de reconstrução padrão, permitindo que uma placa fresada seja fixada a um remanescente da mandíbula posterior que teria sido totalmente ressecado antes do advento desta tecnologia. As reconstruções mais complexas que envolvem múltiplos segmentos ósseos e osteotomias podem ser realizadas com CAD/CAM. Antes do planeamento virtual, os cirurgiões raramente tentavam reconstruções com mais de dois ou três segmentos ósseos e, na maioria das vezes, criavam reconstruções com um único segmento [43]. O CAD/CAM abriu novas possibilidades de design criativo para reconstruções maxilofaciais complexas. A VSP facilitou a criação de designs de reconstrução mais complexos que imitam mais de perto a forma da mandíbula e maxila nativas do que era possível ou prático sem a VSP. O planeamento virtual também parece oferecer a vantagem de diminuir o tempo operatório, especialmente o tempo de colheita do retalho e o tempo de isquemia. Enquanto que antes do advento do CAD/CAM, era necessário muito tempo e esforço para desenhar osteotomias em três dimensões, especialmente quando eram necessários mais do que um ou dois segmentos, os guias de corte específicos para cada paciente parecem diminuir o tempo de isquemia e o tempo cirúrgico global.

A utilização de rotina do planeamento virtual tem limitações. Num artigo de tópico especial de 2016 de Deek, et al., os autores concluíram que a utilização do planeamento virtual na reconstrução mandibular era uma "ferramenta limitada devido às muitas variáveis inerentes à reconstrução complexa que ainda não estão programadas no algoritmo do computador". [38] Em muitas situações, são necessárias imagens adicionais do esqueleto facial e do local doador para o planeamento virtual. Outras limitações desta tecnologia incluem os custos significativos de aquisição de RPM.

Levine, et al. utilizaram a tecnologia CAD/CAM para completar a reconstrução total e a reabilitação dentária numa única fase. Dado o elevado custo de aquisição do CAD/CAM e dos implantes dentários faseados na reconstrução da cabeça e do pescoço e a falta de estudos de utilidade económica que demonstrem o valor do CAD/CAM para a reconstrução da cabeça e do pescoço, é necessária uma estratégia engenhosa e rentável que possa representar uma opção para os pacientes com doença maligna. A dificuldade reside em prever com precisão quais os doentes que se enquadram em cada uma destas categorias antes da ressecção do tumor. O CAD/CAM parece ter vantagens para otimizar estas reconstruções e, embora nenhuma reconstrução exija CAD/CAM, qualquer reconstrução tem o potencial de beneficiar desta tecnologia. Uma última crítica comum é o facto de a utilização de CAD/CAM poder limitar a capacidade de um estagiário realizar reconstruções complexas sem VSP e guias de corte.

**<u>AVANÇOS RECENTES NO FABRICO DE ADITIVOS (AM)</u>**

A bioimpressão oferece novas possibilidades para a impressão de materiais biocompatíveis, células e componentes de suporte em construções 3D complexas. A AM e a bioimpressão oferecem formas únicas de controlar com precisão a arquitetura da matriz em termos de tamanho, forma, interconectividade, ramificação, geometria e orientação. Como resultado, é possível produzir estruturas biomiméticas de vários desenhos e composições de materiais e aumentar o controlo sobre as propriedades mecânicas, os efeitos biológicos e a cinética de degradação do suporte. Além disso, a AM oferece novas possibilidades para o fabrico de implantes de grandes dimensões que podem ser concebidos em função das

necessidades anatómicas específicas dos pacientes. O processo médico de
AM é utilizado esporadicamente para fabricar estruturas de apoio, como
placas de reconstrução e implantes médicos. Além disso, estão em curso
estudos de viabilidade com o objetivo de avaliar a aplicação da AM na
produção de implantes dentários. No entanto, ao contrário da AM médica, a
bioimpressão encontra-se ainda numa fase muito precoce de
desenvolvimento. No entanto, já foram efectuados vários estudos pré-
clínicos e em animais promissores utilizando construções bioimpressas.
Atualmente, o processo de AM médica utilizado para fabricar construções
maxilofaciais pode ser dividido em três etapas básicas

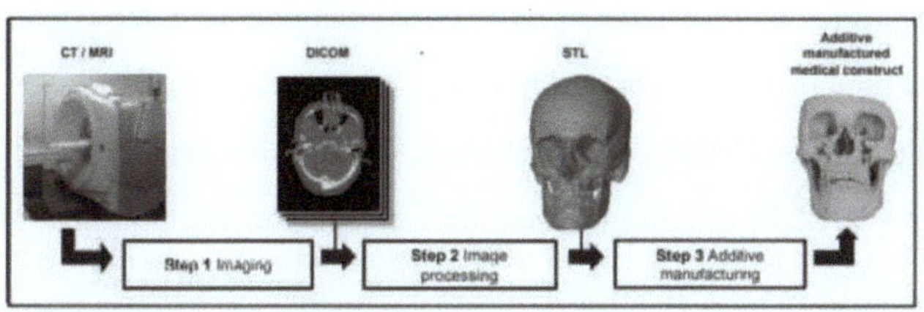



Figure 1
The three main steps in the medical AM process.

O primeiro passo é a aquisição de imagens 3D utilizando tecnologias de
tomografia computorizada com múltiplos detectores em linha (MD+CT) ou
tomografia computorizada de feixe cónico (CBCT). As imagens adquiridas
de MDCT e CBCT são normalmente guardadas num formato de ficheiro
Digital Imaging and Communications in Medicine (DICOM). O segundo
passo no processo de AM envolve a conversão do ficheiro DICOM num
modelo de superfície 3D virtual, ou seja, no formato de ficheiro STL
(Standard Tessellation Language). Este processo requer a segmentação da
imagem - normalmente por meio de limiarização - e a triangulação da
superfície, que envolve frequentemente uma combinação de algoritmos de
interpolação e de reconhecimento de padrões (Mitsouras et al. 2015). O

passo final no processo de AM médica é a conversão do modelo STL numa linguagem de programação de controlo numérico (NC), frequentemente designada por código g, para controlar o caminho do bocal da impressora durante o processo de AM. Cada etapa do processo de AM médica é uma fonte potencial de erros geométricos que podem causar distorções no modelo ou construção médica final (Ibrahim et al. 2009). A precisão geométrica das construções médicas AM depende em grande medida da correção do modelo STL, que, por sua vez, é limitado pelos erros gerados durante a obtenção de imagens e a conversão de DICOM para STL (Huotilainen, Jaanimets, et al. 2014.

Atualmente, os implantes médicos específicos para cada doente e, em casos raros, os implantes dentários são fabricados utilizando as tecnologias de fusão por feixe de electrões (EBM) e de sinterização direta de metal a laser (DMLS). A tecnologia EBM utiliza um feixe de electrões de alta potência que gera energia para fundir pó metálico camada a camada. O feixe de electrões é extremamente rápido e preciso e pode fundir vários pools em simultâneo. A tecnologia DMLS, por outro lado, utiliza um feixe de laser para a sinterização de pó metálico camada a camada.

No entanto, as peças metálicas fabricadas aditivamente podem sofrer taxas de arrefecimento muito elevadas, tensões residuais e distorções que, subsequentemente, causam imprecisões; por conseguinte, construções médicas mal ajustadas que, inerentemente, causam complicações ao longo do tempo.

# TENDÊNCIAS FUTURAS DA CIRURGIA RECONSTRUTIVA CRANIOMAXILOFACIAL

A impressão tridimensional está a revolucionar a produção de construções médicas específicas para cada doente, mas os avanços têm sido desafiados pela complexidade inerente à integração de múltiplas tecnologias e, consequentemente, de materiais. Estes desafios conduziram subsequentemente a novos domínios de investigação que se baseiam sobretudo na utilização da inteligência artificial (IA) nos processos de produção. Atualmente, a IA, com as suas recentes técnicas de aprendizagem profunda, já está a proporcionar melhores possibilidades de reconhecimento de padrões. Além disso, estão atualmente a ser desenvolvidas redes neurais convolucionais profundas que podem detetar e delinear automaticamente defeitos ósseos a um nível especializado. A combinação da aprendizagem por retropropagação com modelos gráficos de ordem superior, como a otimização da topologia, permitirá o processamento de construções concebidas de forma multiparamétrica. No futuro, a combinação de tais construções inovadoras com a robótica e os suportes de engenharia de tecidos mudará a cirurgia maxilofacial da sua atual forma analógica para uma forma digital de medicina.

# CONCLUSÃO

A utilização da tecnologia CAD-CAM está a tornar-se mais comum na reconstrução da cabeça e do pescoço e parece ter agora inaugurado uma mudança de paradigma na reconstrução de defeitos de maxilectomia e mandibulectomia. Embora a prática anterior favorecesse a utilização de tecidos moles para a maioria dos doentes com tais defeitos, a utilização de desenho e modelação assistidos por computador parece melhorar significativamente os resultados funcionais em comparação com a reconstrução de tecidos moles ou óssea à mão livre. A prática atual consiste em utilizar o planeamento virtual CAD- CAM e a modelação rápida de protótipos para defeitos ósseos maxilofaciais. Tendo em conta os benefícios funcionais significativos, a nova abordagem compensa o custo adicional e os desafios logísticos do planeamento virtual.

# **RESUMO**

O CAD/CAM é uma nova tecnologia com potencial para melhorar de forma consistente e previsível os resultados reconstrutivos, tanto a nível estético como funcional. Esta tecnologia é adequada para utilização em casos de reconstrução espacialmente complexos devido à sua capacidade de visualizar e manipular virtualmente configurações 3D do esqueleto craniomaxilofacial de uma forma colaborativa e sinérgica. As suas aplicações estão a expandir-se para casos de vários níveis de complexidade que requerem uma precisão milimétrica exacta, particularmente em trauma, procedimentos ortognáticos e oncologia, para obter uma função optimizada e resultados estéticos. A implementação do CAD CAM em cada fase da reconstrução oferece a oportunidade de reduzir o erro humano de tradução e facilita a tomada de decisões intra-operatórias com a expedição da fase cirúrgica. A tecnologia CAD/CAM está a ser aceite em várias disciplinas cirúrgicas, à medida que aumentam os esforços no sentido de validar a sua utilização, sendo assim promissora como uma solução inovadora e de base na gestão de casos difíceis de reconstrução da cabeça e do pescoço. Procedimentos que requerem um elevado grau de precisão para obter resultados ortognáticos e estéticos óptimos, o sucesso da reconstrução craniomaxilofacial tem sido historicamente dificultado pelo tempo intra-operatório prolongado e por reconstruções subóptimas. O CAD/CAM, juntamente com o planeamento cirúrgico virtual, oferece benefícios significativos para utilização em reconstruções ósseas oncológicas complexas da cabeça e do pescoço, proporcionando uma maior cooperação entre as equipas cirúrgicas, planeamento pré-operatório e a capacidade de personalizar modelos de acordo com as características individuais do doente, o que oferece um potencial de poupança de tempo intra-operatório considerável. Permite uma abordagem de equipa cooperativa para planear a ressecção e a reconstrução, facilitando sinergicamente a colaboração pré-operatória entre as equipas extirpadora e reconstrutiva, maximizando as hipóteses de margens de ressecção sem tumor. Além disso, uma vez que o cirurgião extirpador dispõe de uma visualização pré-operatória por TC 3D dos limites da lesão e de um plano abrangente da equipa de reconstrução, pode estar mais inclinado a planear inicialmente margens de ressecção liberais, potenciando assim a diminuição das taxas de recorrência local e do tempo intra-operatório. Do mesmo modo, e de forma recíproca, o planeamento da reconstrução pode ser melhor realizado pelo cirurgião reconstrutivo com conhecimento prévio do plano de ressecção. À medida que os aperfeiçoamentos na interface VSP-CAD/CAM se tornaram progressivamente mais fáceis de utilizar tanto pelo cirurgião extirpador como pelo cirurgião reconstrutivo, a adoção desta tecnologia e o planeamento pré-operatório coordenado continuaram a aumentar.

# **BIBLIOGRAFIA**

1. Ahmed W, Asim MA, Ehsan A, Abbas Q. Enxertos ósseos autógenos não vascularizados para a reconstrução de defeitos ósseos maxilofaciais. J. Coll. Phys. Surg. Pak. 2018 Jan 1;28:17-21.

2. Assael, L. Reconstrução mandibular: A opinião dos especialistas e os estudos de resultados continuam a ser um guia frágil para o tratamento. J Oral Maxillofac Surg. 2009;67:2557-2558

3. Goh TB, Lee S, Tideman H, Stoelinga PJ. Reconstrução mandibular em adultos: uma revisão. Int J Oral Maxillofac Surg. 2008; 37: 597-605

4. Kessler P, Thorwarth M, Bloch-Birkholz A, Nkenke E, Neukam FW. Colheita de osso da crista ilíaca - comparação dos locais anterior e posterior. Br J Oral Maxillofac Surg. 2005; 43: 51-56. 5. Rappaport I. O enxerto de partículas na cirurgia de tumores. Am J Surg. 1971; 122: 748-755

6. Samman N, Luk WK, Chow TW, Cheung LK, Tideman H, Clark RKF. Bandeja de reconstrução mandibular de titânio feita à medida. Aust Dental J. 1999;44: 195-199

[7] Boyd JB, Gullane PJ, Brown DH. Classificação dos defeitos mandibulares. Plast Reconstr Surg 1993;92(7) 1266-1275. [

[8] Okay DJ, Genden E, Buchbinder D, Urken M. Directrizes protéticas para a reconstrução cirúrgica da maxila: um sistema de classificação de defeitos. J Prosthet Dent 2001;86(4) 352-363

[9] Roser SM, Ramachandra S, Blair H, Grist W, Carlson GW, Christensen AM, Weimer KA, Steed MB. A precisão do planeamento cirúrgico virtual na reconstrução mandibular da fíbula livre: comparação dos resultados planeados e finais. J Oral Maxillofac Surg 2010;68(11) 2824-2832. [

[10] Hanasono MM, Skoracki RJ. Desenho assistido por computador e modelação rápida de protótipos na reconstrução microvascular da mandíbula. Laryngoscope 2012; 123(3) 597-604.

[11]   Seruya M, Fisher M, Rodriguez ED. Técnica de retalho de fibra livre assistida por computador versus convencional para reconstrução craniofacial: uma comparação de resultados. Plast Re- constr Surg 2013;132(5) 1219 -1228.

[12] Matros E, Disa JJ. Discussão: Técnica de Retalho de Fíbula Livre Assistida por Computador versus Convencional para Reconstrução Craniofacial: Uma comparação de resultados. Plast Re- constr Surg 2013;132(5) 1229-1230.

[13] Klug C, Schicho K, Ploder O, et al. Navegação assistida por computador ponto-a-ponto para uma transferência precisa de osteotomias de zigoma planeadas do modelo estereolitográfico para a realidade. J Oral Maxillofac Surg 2006; 64: 550559.

[14] Farwell GD, Reilly DF, Weymuller EA, et al. Preditores de complicações perioperatórias em pacientes de cabeça e pescoço. Arch Otolaryngol Head Neck Surg 2002; 128: 505-511

[15] . Cordeiro PG, Santamaria E. Um sistema de classificação e algoritmo para a reconstrução de maxilectomia e defeitos médio-faciais. Plast Reconstr Surg 2000;105(7):2331-2346.

[16] Aramany MA. Princípios básicos do desenho de obturadores para pacientes parcialmente edêntulos. Parte I: classificação. 1 Prosthet Dent 1978;40:554-557.

[17] Spiro RH , Strong EW, Shah lP. Maxillectomia e sua classificação.

Head Neck 1997;19:309-314.

[18] Umino S, Masuda G, Ono S, et al. Inteligibilidade da fala após maxilectomia com e sem prótese: uma análise de 54 casos. 1 Oral Rehab 1998;25:153-158.

[19] Okay DJ, Genden E, Buchbinder D, et al. Directrizes protéticas para a reconstrução cirúrgica da maxila: um sistema de classificação de defeitos. J Prosthet Dent 2001;86(4):352-363.

[20] Genden EM, Wallace DI, Okay D, et al. Reconstrução do palato duro utilizando o retalho livre do antebraço radial: indicações e resultados. Head Neck 2004;26(9):808-814.

[21] Jones NF, Hardesty RA, Swartz WM, et al. Defeitos extensos e complexos do couro cabeludo, terço médio da face e palato: o papel da reconstrução microcirúrgica. Plast Reconstr Surg 1988;82(6):937-952.

[22] Brown JS, Rogers SN, McNally DN, et al. Uma classificação modificada para o defeito da maxilectomia. Head Neck 2000;22(1):17-26.

[23] Myhre M, Michaels L. Angiofibroma nasofaríngeo tratado em 1841 por Maxillextomy. Otolaryngol. 1987 16:390-2.

[24] Aramaney MA. Princípios básicos do desenho de obturadores para pacientes parcialmente edêntulos. Parte I: Classificação. J Prosthet Dent 1978; 40:554-557.

[25] Spiro RH, Strong EW, Shah JP. Maxillectomia e sua classificação. Head Neck 1997;19:309-14.

[26] Cordeiro PG, Santamaria E. Um sistema de classificação e algoritmo para a reconstrução de maxilectomia e defeitos do terço médio da face. Plastic Reconstr Surg 2000; 105:2331-2346, discussão: 2347-8.

[27] Brown JS. Retalho livre da artéria ilíaca circunflexa profunda com o músculo oblíquo interno como um novo método de reconstrução imediata do defeito da maxilectomia. Head Neck 1996;18(5):412-421.

[28] Cordeiro PG, Disa JJ. Desafios na reconstrução do terço médio da face. Semin Surg Oncol 2000;19(3):218-225.

[29] Langdon JD. Operative Oral and Maxillofacial Surgery. segunda edição. Londres: Hodder Arnold: 2009.

[30] Coleman III JJ. Plastic Surgery Indications, Operations and Outcomes (Indicações, Operações e Resultados da Cirurgia Plástica). Volume Three Head and Neck Surgery. primeira edição. St Louis: Mosby: 2000

[31] Wolff KD. Raising of Microvascular Flaps. A Systematic Approach. segunda ed. Berlim: Springer: 2011

[32] Cheney ML. Facial Surgery Plastic and Reconstructive. segunda edição. FL: CRC Press Taylor & Francis Group: 2015.

[33] Kamali P, Dean D, Skoracki R, Koolen PGL, Paul MA, Ibrahim AMS, Lin SJ. O papel atual da impressão tridimensional na cirurgia plástica. Plast Reconstr Surg. 2016;137:1045-1056.

[34] Hanasono MM, Skoracki RJ. Desenho assistido por computador e modelação rápida de protótipos na reconstrução microvascular da mandíbula. Laryngoscope. 2013;123:597-604.

[35] Chang EI, Jenkins MP, Patel SA, Topham NS. Resultados operatórios a longo prazo do planeamento cirúrgico virtual guiado por tomografia computorizada pré-operatória para a reconstrução da mandíbula com retalho livre osteocutâneo. Plast Reconstr Surg. 2016;137:619-624

[36] Ciocca L, Mazzoni S, Fantini M et al. Uma prótese condilar

anatómica prototipada por CAD/CAM ligada a uma placa óssea personalizada para suportar um retalho livre de fíbula. Med Biol Eng Comput 2012;50(7);743-9

[37] Lethaus B, Poort L, Bockmann R, Smeets R, Tolba R, Kessler P. Fabrico aditivo para a reconstrução microvascular da mandíbula em 20 pacientes. Jornal de Cirurgia Cra- nio-Maxilo-Facial 2012;40;43-6

[38] Rodby K, Turin S et al. Advances in Oncologic Head and Neck Reconstruction: Revisão Sistémica e Considerações Futuras da Cirurgia Virtual

Planeamento e desenho assistido por computador / Modelação assistida por computador. J Plast Reconstr Aesthet Surg. 2014 Sep; 67(9):1171-1185.

[29] Lee J, Fang J, Chang L, Yu C. Reconstrução do defeito mandibular com a ajuda de imagens de espelho acopladas à técnica de modelação estereolitográfica a laser. J For- mosan Med Assoc 2007;106;244-50

[30] Lethaus B, Poort L, Bockmann R, Smeets R, Tolba R, Kessler P. Fabrico aditivo para a reconstrução microvascular da mandíbula em 20 pacientes. Jornal de Cirurgia Cra- nio-Maxilo-Facial 2012;40;43-6.

[31] Lou A, Grosvenor C. Selective laser scintering, birth of an industry. Engenharia Mecânica da Universidade do Texas em Austin. me.utexas.edu. 6 de dezembro de 2012. Recuperado em 21 de julho de 2017.

[32] Crivello JV, Reichmanis E. Photopolymer materials and processes for advanced technologies. Chem Mater. 2014;26:533-548

[33] Gangopadhyay N, Villa MT, Chang EI, Selber JC, Liu J, Garvey PB. Combinando o mapeamento pré-operatório de CTA da artéria peroneal e seus perfuradores com planejamento virtual para reconstrução de retalho de

fíbula livre de defeitos de mandibulectomia. Plast Reconstr Surg. 2015;136(S4):8-9

[34] Brown JS, Shaw RJ. Reconstruction of the maxilla and midface: introducing a new classification (Reconstrução da maxila e da face média: introdução de uma nova classificação). The Lancet Oncology. 2010 Oct 1;11(10):1001-8.

[35] Rustemeyer J. Reconstrução de defeitos ósseos maxilofaciais com dispositivos concebidos e fabricados por computador. In Um livro de texto de cirurgia oral e maxilofacial avançada Volume 2 2015 Abr 22. Intech Open

[36] Hanasono MM, Jacob RF, Bidaut L, Robb GL, Skoracki RJ. Reconstrução médio-facial utilizando planeamento virtual, modelação rápida de protótipos e navegação estereotáxica. Cirurgia plástica e reconstrutiva. 2010 Dec 1;126(6):2002-6.

[37] Andrades P, Militsakh O, Hanasono MM, Rieger J, Rosenthal EL. Estratégias actuais na reconstrução de defeitos de maxilectomia. Archives of Otolaryngology-Head & Neck Surgery (Arquivos de Otorrinolaringologia-Cirurgia de Cabeça e Pescoço). 2011 Aug 15;137(8):806-12.

[38] Zielinski E, Jacobs RJ, Barker E, Rodby K, Antony AK. Planeamento cirúrgico virtual na reconstrução craniomaxilofacial. Em Um livro de texto de cirurgia oral e maxilofacial avançada Volume 2 2015 Abr 22. Intech Open.

[39] Fernandes R, DiPasquale J. Computer-aided surgery using 3D rendering of maxillofacial pathology and trauma. O Jornal Internacional de Robótica Médica e Cirurgia Assistida por Computador. 2007 Sep;3(3):203-6.

[40] Cristache CM, Tudor I, Moraru L, Cristache G, Lanza A, Burlibasa M. Digital Workflow in Maxillofacial Prosthodontics-An Update on Defect Data Acquisition, Editing and Design Using Open-Source and Commercial Available Software. Ciências Aplicadas. 2021 Jan;11(3):973.

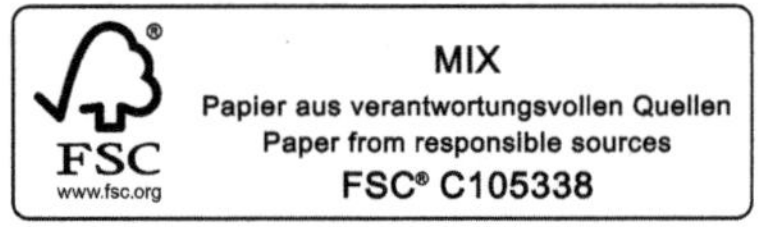